Schmiedel
Natürlich Fisch!

Volker Schmiedel Dr. med. Volker Schmiedel ist Chefarzt der Inneren Abteilung der Habichtswald-Klinik Kassel. Er forscht seit Jahren im Bereich der Stoffwechselstörungen und weiß um die außergewöhnliche Wirkung der Omega-3-Fettsäuren. »Sie sind geradezu ein ›Wundermittel‹ bei vielen Erkrankungen. Wer zu einem niedrigen Omega-6/3-Quotienten gelangt, hat eine wirklich gute Chance auf ein langes Leben in körperlicher und geistiger Gesundheit!«

Volker Schmiedel

Natürlich Fisch!

Was Sie über Omega-3-Fettsäuren wirklich
wissen müssen

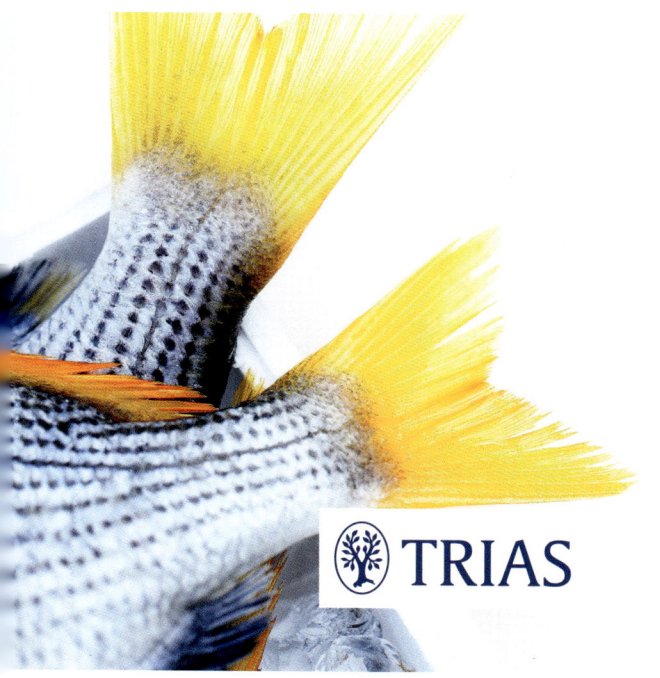

✵ TRIAS

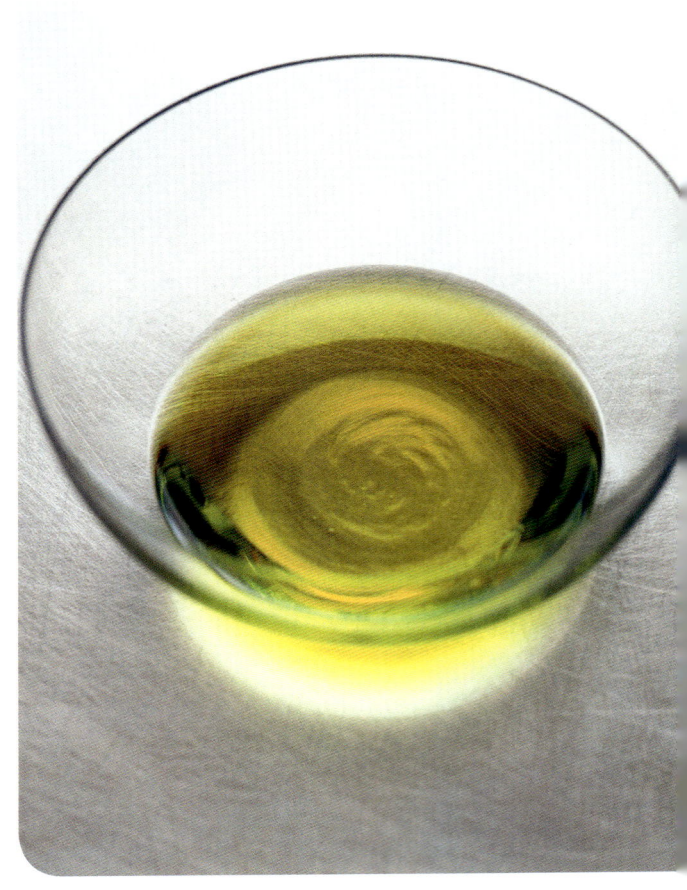

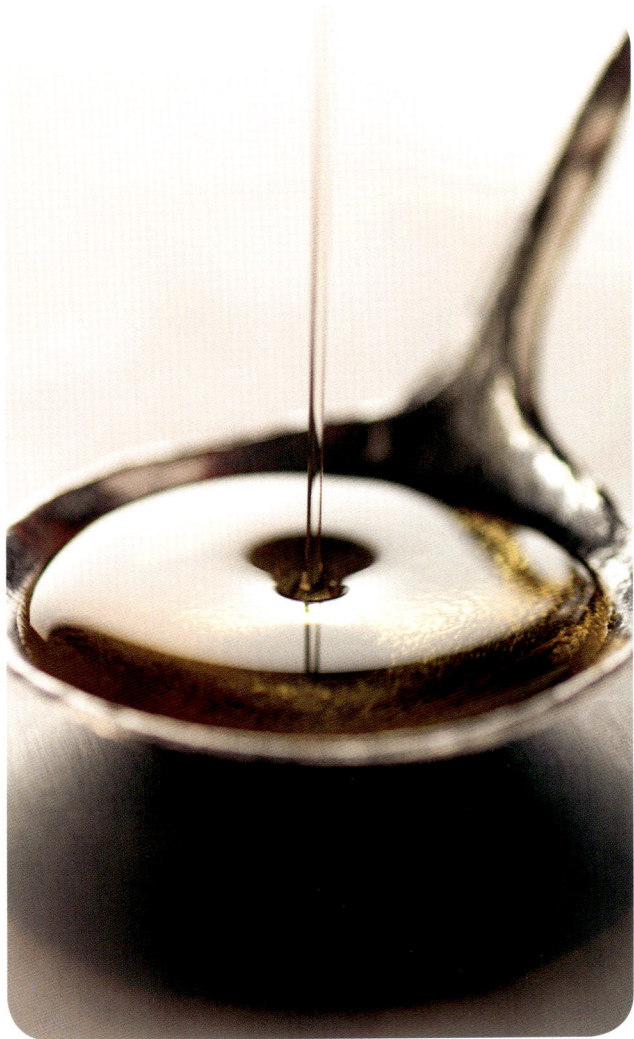

Warum ein neues Omega-3-Buch?

Seit vielen Jahren sind Omega-3-Fettsäuren in aller Munde – einerseits, weil mittlerweile viele Menschen Omega-3-Fettsäuren über die Nahrung oder über Nahrungsergänzungen einnehmen, andererseits, weil es teilweise sehr kontrovers diskutiert wird. Omega-3-Fettsäuren (aus Gründen der Vereinfachung verwende ich zukünftig nur noch die Abkürzung Omega-3) sind gesund. Das hat heute jeder irgendwie mitbekommen. Bei einigen Krankheiten wirkt Omega-3 präventiv. Wenn wir gut mit Omega-3 versorgt sind, treten bestimmte Erkrankungen wie Krebs, Herzkrankheiten oder entzündliche Erkrankungen wie Rheuma deutlich seltener auf. Dies ist in Studien gut erforscht worden. Liegen diese Krankheiten hingegen schon vor, so gibt es Hinweise darauf, dass Omega-3 die Verläufe dieser Krankheiten günstig beeinflussen kann. Entzündungswerte können gesenkt werden. Bei Krebs tritt weniger Erschöpfung auf. Triglyceride (die eigentlichen Blutfette), Blutdruck, die Blutgerinnung und Herzrhythmusstörungen bei Herzkrankheiten werden laut Studien gesenkt. Hierüber informiere ich Sie in den einzelnen Kapiteln.

In diesem Buch werden Sie darüber hinaus alles Wichtige über die Grundlagen von Omega-3 erfahren:

- Warum und wie wirkt Omega-3 bei vielen Erkrankungen?
- Welches sind die richtigen Mengen für die Behandlung von Krankheiten und in welchen Lebensmitteln oder Präparaten sind diese Dosen enthalten?
- Wie können Sie Ihren individuellen Bedarf ermitteln lassen?
- Wodurch können Sie qualitativ gute Präparate von schlechten unterscheiden?
- Wie können Sie Preise verschiedener Präparate miteinander vergleichen?

Kurzum: Sie werden ihr eigener Experte für Omega-3 werden!

So, genug der langen Vorrede. »Nu geit dat los« – wie die norddeutschen Fischköpfe sagen würden – oder: »Jetzt aber Butter bei die Fische!« Im wahrsten Sinne des Wortes.

Viel Spaß und einen großen Erkenntnisgewinn beim Lesen wünscht Ihnen herzlichst Ihr

Dr. Volker Schmiedel, M.A.

Kassel, April 2015

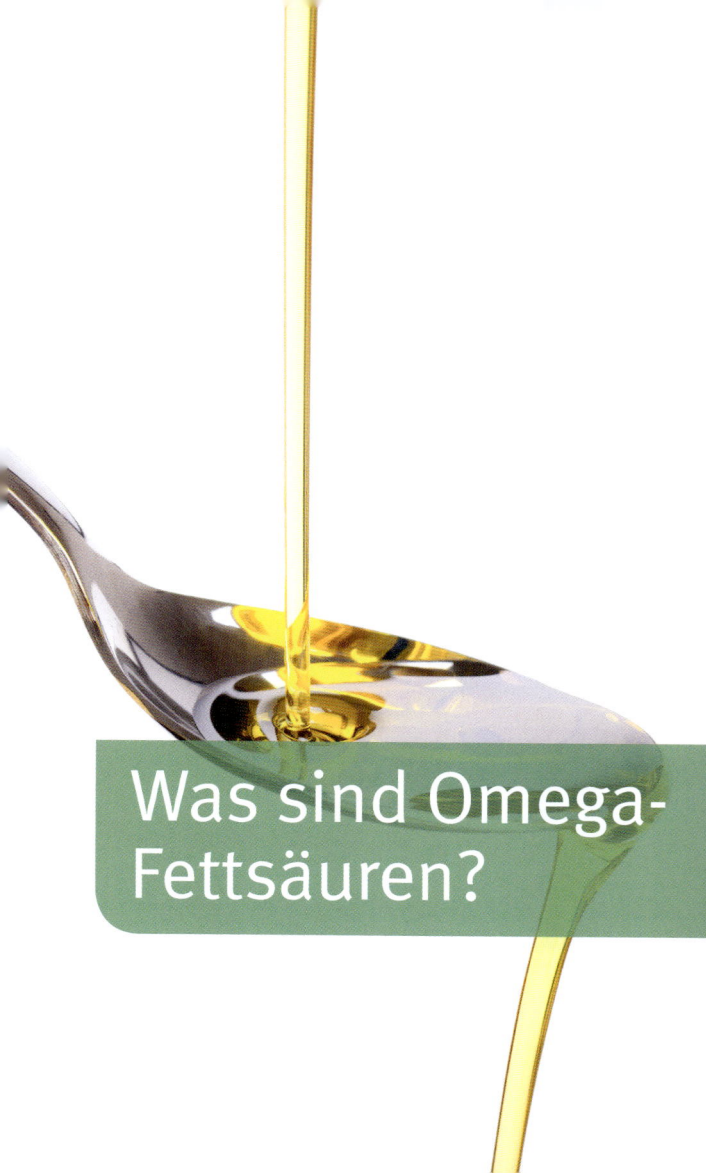

Was sind Omega-Fettsäuren?

Lebensnotwendige Omega-Fettsäuren

Ohne Omega-Fettsäuren können wir nicht überleben. Ganz wichtig ist aber auch, dass das Verhältnis von Omega-3 zu Omega-6 stimmt.

Ich kann es Ihnen leider nicht ersparen: Zuerst wird es ein wenig biochemisch. Aber keine Sorge: Sie müssen sich das nicht alles merken, Sie sollten sich die Fettsäuren allerdings einmal angeschaut haben, damit Sie eine Vorstellung haben, wovon wir eigentlich reden.

Fettsäuren sind Kohlenwasserstoffketten mit einem CH_3-Ende (Methylende) und einem COOH-Ende. Wenn in der Kohlenwasserstoffkette eine Doppelbindung vorkommt, so sprechen wir von einer einfach ungesättigten Fettsäure (z. B. die Ölsäure aus dem Olivenöl). Gibt es zwei oder mehr Doppelbindungen, so handelt es sich um eine mehrfach ungesättigte Fettsäure (z. B. Linolsäure aus dem Sonnenblumenöl). Ob wir nun von Omega-3-, -6- oder -9-Fettsäuren reden, hängt davon ab, an welcher Stelle sich die erste Doppelbindung vom Methylende aus gesehen befindet.

Die Alpha-Linolensäure ist z. B. eine Omega-3-, die Arachidonsäure hingegen eine Omega-6-Fettsäure.

Warum wird um die Omega-3- und Omega-6-Fettsäuren denn nun so ein Gedöns gemacht? Der Knackpunkt ist, dass wir sie nicht selbst herstellen können. Gesättigte Fettsäuren kann unser Körper selbst aus einfachen Bestandteilen synthetisieren. Wir können aber keine Doppelbindung an der 3. oder der 6. Stelle einbauen. Diese Fettsäuren müssen wir also immer von außen zuführen. Da sie aber gleichzeitig lebensnotwendig für unseren Organismus sind, nennen wir sie essenziell.

Daher gilt es festzuhalten: Eine Nahrung ohne jegliche Zufuhr von Omega-3- und Omega-6-Fettsäuren ist mit dem Leben nicht vereinbar! Wenn wir nicht genügend davon verzehren, so fehlen uns die wichtigsten

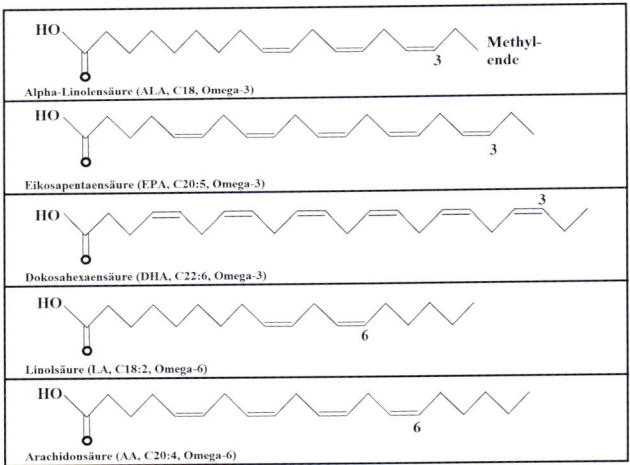

HO
Alpha-Linolensäure (ALA, C18, Omega-3) 3 Methyl-ende

HO
Eikosapentaensäure (EPA, C20:5, Omega-3) 3

HO
Dokosahexaensäure (DHA, C22:6, Omega-3) 3

HO
Linolsäure (LA, C18:2, Omega-6) 6

HO
Arachidonsäure (AA, C20:4, Omega-6) 6

⬧ Alpha-Linolensäure (ALA): Die wichtigste pflanzliche Omega-3-Fettsäure. Eicosapentaensäure (EPA): Wichtige Omega-3-Fettsäure, kommt nur in Meeresprodukten vor. Docosahexaensäure (DHA): Wichtige Omega-3-Fettsäure, kommt nur in Meeresprodukten vor. Linolsäure (LA): Die wichtigste pflanzliche Omega-6-Fettsäure. Arachidonsäure: Die wichtigste und vermutlich schädlichste Omega-6-Fettsäure, kommt nur in tierischen Lebensmitteln vor.

Öle. Mit den Fettsäuren, die wir selbst bilden können, läuft es dann noch eine Zeit lang irgendwie, aber eben nicht optimal. Stellen Sie sich vor, Sie würden statt eines hochwertigen Motoröls irgendein Salatöl in Ihr Auto kippen. Der Motor würde damit auch laufen, aber er wird sicher keine volle Leistung bringen und er wird vermutlich auch schneller kaputtgehen. Genau dasselbe passiert mit unserem »Motor«, wenn wir ihn nicht mit den richtigen Fettsäuren in der optimalen Menge schmieren!

Wie wirken Omega-3- und Omega-6-Fettsäuren?

Omega-3- und Omega-6-Fettsäuren wirken auf zweierlei Weise: Sie sind für die Struktur unserer Zellen wichtig und sie ermöglichen bestimmte Stoffwechselfunktionen überhaupt erst.

Zur Struktur: Die Membranen, also die Grenzschichten all unserer Körperzellen, bestehen aus einer Doppelschicht von Fettsäuren, in die dann einzelne Proteine (Eiweiße) als Transportkanäle oder als Zellrezeptoren eingearbeitet sind. Der Hauptbestandteil ist aber Fett. Für die Zellmembranen benötigen wir nun einen hohen Anteil an ungesättigten Fettsäuren, damit die Membranen auch elastisch sind. Stellen Sie sich bitte hartes Kokosfett, gehärtete Pflanzenfette oder Schweineschmalz mit einem hohen Anteil an gesättigten Fettsäuren vor. Stellen Sie sich nun noch vor, unsere Zellmembranen bestehen nur aus diesen Fettsäuren. Starre, unbewegliche Zellwände – na, das wollen wir lieber nicht so haben. Die flüssigen, beweglichen, mehrfach ungesättigten Fettsäuren aus Pflanzen- oder Fischöl möchten wir doch viel lieber in unseren Zellmembranen sehen.

Der Körper sorgt also dafür, dass die guten, ungesättigten Fettsäuren besonders in den Zellmembranen angereichert werden. Das Nervensystem stellt noch eine weitere Besonderheit dar. Hier legt die Natur großen Wert darauf, dass insbesondere die Omega-3-Fettsäuren angereichert werden. Warum das so ist, wissen wir noch gar nicht genau. Vielleicht hat es mit der elektrischen Übertragung von Nervenimpulsen zu tun. Wir können aber davon ausgehen, dass die Natur nichts ohne Grund tut. Diejenigen Organismen, die in ihren Nervenzellen hohe Anteile an Omega-3-Fettsäuren aufweisen, haben sich im Laufe von hunderten Millionen Jahren des biologischen Evolutionsprozesses als die »fittesten« im Darwin'schen Sinne erwiesen. Der Anteil von Omega-3-Fettsäuren im Nervensystem beträgt unter guten Bedingungen ganze 50 %! Das erklärt uns dann auch, warum psychische Krankheiten, Multiple Sklerose, Demenz, aber auch scheinbar normale Konzentrations- und Gedächtnisstörungen mit einem Mangel an Omega-3 zu tun haben können. Dies wollen wir schon mal im Kopf behalten, wir werden später darauf zurückkommen.

Wozu brauchen wir Fettsäuren noch?

Wenn man sich Frauenzeitschriften und Diätratgeber anschaut, könnte man glauben, dass Fette in der Nahrung pures Gift sind und den Untergang der Menschheit heraufbeschwören. Fett ist danach u. a. für Übergewicht, Krebs und Herzinfarkt als Hauptbösewicht fast allein verantwortlich. Fette weisen aber auch viele positive Eigenschaften auf:

Fette

- sind Bestandteile der Zellmembran
- dienen der konzentrierten Speicherung von Energie
- regulieren die Körperwärme durch Isolation
- unterstützen die Aufnahme von fettlöslichen Vitaminen
- verlängern das Sättigungsgefühl
- bilden den Ausgangspunkt für Hormone
- ermöglichen die Mineralaufnahme im Darm
- und die effektive Aufnahme von Kalzium ins Skelett

Also alles andere als schädliche Eigenschaften! Schon der alte Paracelsus wusste, dass »allein die Dosis macht, ob ein Ding ein Gift ist oder nicht«. Das ist beim Fett nicht anders. Zu viel kann genauso schlecht sein wie zu wenig. Neben der Quantität ist aber auch die Qualität entscheidend. Fett ist nicht gleich Fett. Kaltgepresstes Olivenöl ist nicht mit Schweineschmalz vergleichbar. Ein qualitativ hochwertiges frisches Fischöl ist etwas ganz anderes als Sonnenblumenöl, das zum Braten von Schnitzeln verwendet wurde. Die größten qualitativen Unterschiede finden wir hier zwischen den Omega-3- und den Omega-6-Fettsäuren.

Was unterscheidet Omega-3- und Omega-6-Fettsäuren?

Beide Fettsäuren sind die Ausgangspunkte für bestimmte Botenstoffe, die sogenannten Prostaglandine. Achtung: Es wird schon wieder wissenschaftlich! Wir brauchen dieses Wissen aber, um zu verstehen, warum Omega-3-Fettsäuren wirklich so gut sind wie ihr Ruf.

Aus Omega-3 werden die »guten Prostaglandine« gebildet. Sie werden als gut klassifiziert, weil sie die folgenden Eigenschaften haben:
- Thrombozytenaggregation ↓
- Gefäßerweiterung ↑
- Entzündung ↓
- Schmerzen ↓
- Zellteilung ↓
- Immunsystem ↓ ↑
- Hirnfunktion ↑

Thrombozytenaggregation: Thrombozyten sind unsere Blutplättchen. Um ein Gerinnsel zu bilden und uns bei einer Verletzung vor dem Verbluten zu schützen, müssen diese sich zusammenklumpen (aggregieren). Wenn sie das aber schon im Gefäß tun, weil bestimmte Risikofaktoren vorliegen, dann haben wir einen Herzinfarkt oder Schlaganfall. Seit vielen Jahren bekommen daher alle Risikopatienten für diese Erkrankungen sogenannte Thrombozyten-aggregationshemmer, bekannt als Acetylsalicylsäure (ASS) oder noch besser bekannt als Aspirin®. Die immer wieder gehörte Behauptung, ASS mache das Blut dünn, ist nicht korrekt, vielmehr wird ein Teil des Gerinnungssystems behindert. Omega-3 hat also auf die Gerinnung prinzipiell dieselbe Wirkung wie Aspirin® (man kann jetzt allerdings nicht sagen, dass ein Heringsbrötchen und eine Aspirin® 100 exakt wirkungsgleich sind). Nebenbei: Omega-3 wirkt nicht nur ähnlich thrombozytenaggregationshemmend wie ASS, sondern es verdient wirklich den Ruf, »dünneres Blut« zu machen. Eine gute Versorgung mit Omega-3 macht die Zellmembranen der Erythrozyten elastischer, sie können dadurch besser durch die Kapillaren (Haargefäße) flutschen, die teilweise kleiner sind als die Erythrozyten. Die Blutviskosität (Zähflüssigkeit) wird also herabgesetzt.

Die anderen Wirkungen erklären sich von selbst. Beim Immunsystem stutzen Sie vielleicht, weil ein Pfeil nach oben und einer nach unten zeigt. Das hat damit zu tun, dass Omega-3 ein schwaches Immunsystem fördert, aber ein überschießendes Immunsystem bei Autoimmunerkrankungen wie Rheuma oder Asthma herunterreguliert. Omega-3 ist also ein perfekter Immunmodulator.

Wie wirken Omega-6-Fettsäuren?

Die Wirkungen von Omega-6 brauchen wir jetzt nicht alle im Einzelnen aufführen. Sie sind das genaue Gegenteil von allen Wirkungen von Omega-3: Die Gerinnungsneigung wird verstärkt, die Entzündungsneigung erhöht usw. Nun fragen Sie sich vielleicht, warum wir dann Omega-6 überhaupt in unseren Körper aufnehmen.

Wir brauchen auch die sogenannten »schlechten« Prostaglandine aus Omega-6. Gerinnung muss bei einer Verletzung funktionieren, Blutgefäße müssen sich auch zusammenziehen können, z. B. bei einer

Verletzung oder um einen notwendigen Blutdruck in unseren Gefäßen aufzubauen, und wir müssen im Falle einer Infektion auch eine richtige Entzündung entwickeln können, um uns der gefährlichen Krankheitserreger zu erwehren. Wir brauchen also immer beide Gegenpole wie Blutdrucksteigerung und -senkung, Entzündung und deren Hemmung. Ganz entscheidend ist aber das Gleichgewicht. Und dieses ist in den letzten hundert Jahren durch unsere moderne Ernährung und Lebensweise gehörig durcheinandergeraten.

Nicht die »guten« Prostaglandine aus Omega-3 sind gut und die »schlechten« Prostaglandine aus Omega-6 sind schlecht, sondern das heutzutage herrschende Ungleichgewicht zwischen beiden ist schlecht – und zwar grottenschlecht. Dieses Ungleichgewicht ist vermutlich einer der Hauptverantwortlichen für die meisten sogenannten Zivilisationskrankheiten, also die Erkrankungen, die in allen industrialisierten Ländern in den letzten zwei bis drei Generationen explodiert sind und für Tod und Siechtum im Einzelfall und für den rapiden Anstieg der Kosten im Gesundheitssystem mitverantwortlich sind.

Wichtig für das weitere Verständnis: Omega-3 wirkt nicht nur deshalb entzündungshemmend, weil aus diesen Fettsäuren entzündungshemmende Prostaglandine gebildet werden. Sie vermindern gleichzeitig auch noch die Bildung entzündungsfördernder Prostaglandine. Die Enzyme, die die Umwandlung von Fettsäuren in Prostaglandine bewerkstelligen, sind quasi Maschinen, deren Kapazität aber sehr beschränkt ist.

Wenn ich also viel Rohmaterial in Form von Omega-3 bereitstelle, dann kann weniger Omega-6 verarbeitet werden, als wenn wenig Omega-3 zur Verfügung stünde. Wem das jetzt zu viel Biochemie ist, der sei getröstet. Merken Sie sich einfach:

Omega-3 wirkt auf zwei Wegen entzündungshemmend!
Für diejenigen, die aber noch tiefer in das Verständnis einer zugegeben komplexen Materie einsteigen möchten, folgende Erklärung: In unserem Körper laufen über die Fettsäuren Entzündungskaskaden ab. Die Omega-6-Fettsäure Arachidonsäure stellt dabei den zentralen Dreh- und Angelpunkt dar. Wir können Arachidonsäure mit der Nahrung direkt aufnehmen. Wir können Sie aber auch selbst aus Linolsäure bilden. Diese Bildung von Arachidonsäure aus Linolsäure wird übrigens von Kortison behindert – ein Erklärungsmechanismus für die entzündungshemmende Wirkung von Kortison. Die Arachidonsäure wird dann in entzündungsfördernde Prostaglandine weiterverarbeitet. Und genau an diesem Punkt setzen traditionelle Naturheilmittel wie die Weidenrinde an. Die Salicylsäure aus der Weide hemmt das umwandelnde Enzym. An dieser Stelle setzen aber auch chemische Medikamente wie das ASS (z. B. Aspirin®) oder NSAR (nicht steroidale Anti-Rheumatika wie Diclofenac oder Ibuprofen) an. Und über den konkurrierenden Wettbewerb um die Umwandlung in Prostaglandine wirkt eben auch Omega-3 hemmend auf die Prostaglandinsynthese aus Omega-6. So, jetzt wissen wir, wie Entzündung funktioniert und warum Omega-3 bei chronischen Entzündungen, aber nicht nur dort, hilfreich ist.

Kalt gepresste, frische und unraffinierte Öle sind die besten

Jeder weiß, dass kalt gepresste Öle besser sind als stark erhitzte. Frisches Öl ist gesünder als solches, das seit Wochen an offener Luft in der Sonne gebrütet hat. Und die Raffination von Ölen fördert auch nicht gerade deren Qualität. Aber warum ist das denn eigentlich so?

Öle sind empfindlich gegen Oxidation, also gegen Ranzigwerden. Wenn wir Butter zu lange außerhalb des Kühlschranks stehen lassen, wird sie irgendwann ranzig. Fette und Öle sind dem Luftsauerstoff gegenüber umso empfindlicher, je mehr Doppelbindungen sie tragen, je ungesättigter sie also sind. Ein hartes Kokosfett ist viel haltbarer als Butter, diese mehr als Olivenöl und dieses ist weniger empfindlich gegen Oxidation als Leinöl oder Fischöl. Darum sollte man Leinöl auch nur in kleinen Mengen (Flaschen mit 100 bis 250 ml) kaufen, nach Anbruch nur im Kühlschrank lagern und innerhalb von spätestens ein bis zwei Wochen aufbrauchen. Wenn Sie merken, dass es bitterer schmeckt, dann lassen Sie die Finger davon bzw. nehmen Sie es nur noch zum Streichen von Holzbauteilen.

Fette können auch durch Hitze und Raffination geschädigt werden. Hier schon mal eine Entwarnung: Beim Kochen passiert gar nichts! Beim Braten sollten Sie allerdings vorsichtig sein. Ohnehin sollten wir nicht zu viel und zu scharf gebratene oder gegrillte Lebensmittel zu uns nehmen. Wenn stärkehaltige

Lebensmittel wie Pommes frites oder Kartoffelchips stark erhitzt werden, kann gefährliches Acrylamid entstehen. Benzpyrene sind krebserzeugende Substanzen, die im Tabakrauch, beim Rösten von Kaffee und beim Grillen über Holzkohle entstehen. Und aus Fetten können sogenannte Transfettsäuren entstehen.

Transfettsäuren – was ist das?

Die Erkenntnisse über Transfettsäuren sind in den letzten Jahren geradezu explodiert. Die Daten waren so erschreckend, dass die AHA (American Heart Association, Gesellschaft der amerikanischen Kardiologen) die Transfettsäuren in der Nahrung als Risikofaktor für Schlaganfall und Herzinfarkt praktisch auf die gleiche Stufe wie Cholesterin und Rauchen gestellt hat. In Europa hat man zwar den Begriff schon mal gehört, kümmert sich aber nicht weiter darum. In Amerika ist hingegen inzwischen regelrecht eine Transfettsäurenhysterie ausgebrochen. Viele Restaurants werben mit einer transfettsäurenfreien Küche, in einigen Städten und Bundesstaaten sind transfettsäurereiche Lebensmittel praktisch verboten und auf nahezu allen industriell hergestellten Lebensmitteln kann der Konsument inzwischen den Transfettsäurengehalt in der Kennzeichnung ablesen.

Wo sind Transfettsäuren denn drin? Generell kann man sagen: Je höher ungesättigte Fette erhitzt oder raffiniert werden, umso mehr Transfettsäuren können Sie enthalten. Kochen ist kein Problem, aber beim Braten kann man seine eigenen Transfettsäuren erzeugen. Besonders dann, wenn Sie ganz besonders »gesunde« Öle wie etwa Sonnenblumen- oder Maiskeimöl zum Braten verwenden. Wahrscheinlich beginnt die Transfettsäurenbildung ab einer Temperatur von 130 °C. Das wird beim Braten nahezu immer überschritten. Je höher die Temperatur und je länger die Bratdauer, desto mehr Transfettsäuren entstehen in der Pfanne und landen dann auf dem Teller, im Magen, in den Gefäßen und im Nervensystem. Und dort gehören sie nun wirklich nicht hin!

So vermeiden Sie Transfettsäuren beim Braten

- Braten und Grillen Sie eher wenig.
- Verwenden Sie Bratpfannen, bei denen Sie kein oder kaum Öl brauchen.
- Verwenden Sie einigermaßen hitzebeständige Fette/Öle, z. B. Butter, Ghee, Olivenöl, Kokosöl.
- Erhitzen Sie die Pfanne nicht so stark. Der Rauchpunkt sollte auf keinen Fall überschritten werden.
- Wenn Sie doch einmal länger und/oder mit höherer Temperatur braten müssen, dann ist Kokosfett das hitzebeständigste.
- Braten Sie auf gar keinen Fall mit Ölen, die einen hohen Anteil an mehrfach ungesättigten Fettsäuren haben, z. B. Sonnenblumen-, Distel-, Weizenkeim-, Walnuss- oder Leinöl.

Darauf sollten Sie beim Einkauf achten

Meiden Sie Fertigprodukte, soweit Sie können. Da bei unseren Lebensmitteln keine Kennzeichnungspflicht für Transfettsäuren besteht (und die Hersteller es im Gegensatz zu den USA nicht freiwillig tun), besteht die einzige Möglichkeit, Transfettsäuren zu vermeiden, darin, sich des Verzehrs von Fertigsuppen und -soßen strikt zu enthalten. Bei einer Sorte von Lebensmitteln haben Sie allerdings »Fettsäuren all inclusive«: Wenn Sie auf der Inhaltsangabe die Worte »teilgehärtet« oder »partiell hydrogeniert« lesen, dann wurde Wasserstoff an die Fettsäuren angelagert, um aus einigen Doppelbindungen Einfachbindungen zu machen, damit das Lebensmittel eine festere Konsistenz aufweist. Bei dieser chemischen Veränderung werden aber unbeabsichtigt auch einige Cis-Fettsäuren in Transfettsäuren umgewandelt. Lassen Sie solche Lebensmittel, für die der Begriff »Todesmittel« eher angebracht wäre, im Regal stehen.

Wir achten in Deutschland auf genetisch veränderte Lebensmittel mit einem nur theoretischen Risiko (ich möchte trotzdem kein Gen-Food auf dem Teller haben!), aber transfettsäurenhaltige Lebensmittel mit einem tatsächliche Risiko interessieren uns bisher nicht!

»Lasst die Nahrung so natürlich wie möglich!«
Prof. Werner Kollath, 1892–1970, Begründer der Vollwerternährung

Gehalt an Transfettsäuren in Lebensmitteln:

Lebensmittel	Gehalt Transfettsäuren in Prozent
pflanzliche Fette (sofern nicht gehärtet oder erhitzt)	0 %
Margarine	bis zu 20 %
Reform-, Diätmargarine	0 %
Milchprodukte und Fleisch von Wiederkäuern	3–6 %
Instantsuppen, Fertigsoßen	bis zu 10 %
Backwaren (z. B. Kekse, Croissant, Blätterteig)	bis zu 15 %
Frittierfett (mehrfach benutzt)	bis zu 30 %
Backfett (teilgehärtet)	bis zu 30 %

Wie haben wir uns früher ernährt?

Begeben wir uns auf eine kleine Zeitreise. Zeit: 162 000 Jahre vor Christus, Ort: Mossel Bay zwischen Port Elizabeth und Kapstadt in Südafrika. Dort herrschte die Saale-Kaltzeit, eine Eiszeit, die Nordeuropa mit Gletschern bedeckte und Afrika in eine kalte Wüstenlandschaft verwandelte. Anthropologen nehmen an, dass die klimatischen Verhältnisse die Menschheit damals auf wenige Tausend schrumpfen ließ. Es hätte wohl nicht viel gefehlt und die Menschheit wäre ganz ausgestorben. Es war die pure Not, die

Menschen dazu zwang, das Meer zu einer Quelle ihrer Nahrung zu machen. Große Mengen an Muschelschalen, die Forscher fanden, zeigen, dass sich unsere Vorfahren systematisch von Muschelfleisch ernährten, das eine hervorragende Eiweißquelle darstellte. Dies ist der erste wissenschaftliche Nachweis, dass Menschen sich Nahrungsquellen aus dem Meer bedienten und damit auch reichlich Omega-3 zu sich nahmen. Viele Anthropologen gehen davon aus, dass der zusätzliche Verzehr von Omega-3 die Hirnfunktionen förderte, was die menschliche Evolution bedeutend beschleunigte. Unsere Vorfahren überlebten nicht nur, sondern entwickelten neue Werkzeuge und Techniken.

Die Menschen von Mossel Bay entwickelten und vermehrten sich und wanderten an der Ostküste von Afrika nach Norden. Dabei führten sie sich ständig weiter Omega-3 aus marinen Quellen zu. Einige Zehntausend Jahre später waren ihre Nachfahren am Horn von Afrika angekommen. Die Wissenschaft nimmt heute an, dass es damals nicht mehr als 150 Menschen waren, die die Meerenge zwischen Afrika und Asien vor etwa 50 000 Jahren überquerten und von dort alle Kontinente (außer der Antarktis) besiedelten. Ohne Omega-3 wäre dies vielleicht gar nicht möglich gewesen.

Omega-3-Fettsäuren beschleunigten die Evolution des menschlichen Gehirns

Machen wir einen weiteren Sprung in die Zukunft. Wir befinden uns jetzt in einer Zeit vor etwa 30 000

Jahren. Zwei Zweige von Menschen bevölkern spärlich die kalten Steppen des von der Würm-Eiszeit gebeutelten Mitteleuropas. Früher hat man angenommen, dass Neandertaler und Vor-Mensch direkt gegeneinander gekämpft haben und der schlauere Vor-Mensch dabei den eigentlich körperlich kräftigeren Neandertaler besiegt und schließlich ausgerottet hat. Doch wir wissen heute, dass biologische Evolution viel subtiler abläuft. Unter hohem Selektionsdruck, der in einer unwirtlichen, an Ressourcen armen Umgebung während der Eiszeit herrschte, überleben von ähnlichen Rassen diejenigen, die kleinste Vorteile beim Überleben und beim Vermehren aufweisen.

Es bedurfte keines direkten Kampfes gegeneinander, sondern es reichte völlig aus, wenn unsere Vorfahren ein ganz klein wenig erfolgreicher in der Beschaffung von Nahrung waren und ihren steinzeitlichen Konkurrenten sozusagen die Butter vom Brot nahmen.

Was hat unsere Vorfahren so erfolgreich gemacht? Sie ahnen es schon: Es war wieder einmal Omega-3. Forscher haben aus Knochenfunden Hinweise auf die Nahrung der Steinzeitmenschen rekonstruieren können. Während die Neandertaler ihren Eiweißbedarf praktisch ausschließlich aus rotem Fleisch deckten, erweiterten unsere Vorfahren ihren Speiseplan auch durch Fische und Muscheln aus Meer, Bach oder See. Anthropologen nehmen heute an, dass die erhöhte Zufuhr an DHA und EPA aus diesen Nahrungsquellen zu einer besseren Hirnentwicklung und einem smarteren Verhalten führte. Wenn unsere Großmütter und

-väter keinen Fisch gegessen hätten, würden vielleicht immer noch Neandertaler die Welt bevölkern.

Sushi schlägt Hamburger

Die Menschheit ist aktuell nicht mehr diesem evolutionären Druck wie zu Zeiten der Eiszeiten ausgesetzt. Wir sind nicht in Gefahr auszusterben, aber alle Volkswirtschaften im Allgemeinen und Individuen im Besonderen kämpfen um wirtschaftliche Vorteile in der Welt des 21. Jahrhunderts. Kleinste Unterschiede können entscheiden, ob Menschen oder Betriebe in die Insolvenz geraten oder wirtschaftlich erfolgreich sind. Dass Intelligenz, Wissen und Bildung hier die entscheidenden Faktoren im Kampf um das wirtschaftliche Überleben darstellen, wird nicht mehr angezweifelt. Hierfür sind gute Hirnfunktionen von entscheidender Bedeutung. Und was benötigen wir dafür? Richtig – wieder einmal Omega-3.

Wenn wir uns Nationen anschauen, deren Kinder in den PISA-Studien der letzten Jahre besonders erfolgreich abgeschnitten haben, so finden wir Länder wie Japan, Korea und Hongkong-China immer besonders weit vorn. Zugegeben ist dies spekulativ, aber könnte es vielleicht auch daran liegen, dass in diesen Ländern traditionell immer viel Fisch, Muscheln und Algen mit einem hohen Anteil an maritimem Omega-3 verzehrt wird? Die asiatischen Volkswirtschaften sind gerade dabei, Amerika und Europa ökonomisch zu überholen. Sicher hat dies viele Gründe. Einer könnte darin bestehen, dass Omega-3 schlauer macht als Omega-6.

Wie ernähren wir uns heute?

Unsere heutige Ernährung ist nur mit einer Industrialisierung der landwirtschaftlichen Produktion und einer Globalisierung des Handels mit Lebensmitteln und Tierfutter möglich. Ein Großteil des Futters wird aus der sogenannten Dritten Welt eingeführt. Insbesondere ist hier Soja als wichtige Fett- und Eiweißquelle zu nennen. Das Sojaschrot enthält als Fett Sojaöl. Dieses besteht zu etwa 5 % aus der Omega-3-Fettsäure Alpha-Linolensäure, aber zu über 50 % aus der Omega-6-Fettsäure Linolsäure. Diese Fettsäuren gelangen aus dem Futter ins Fleisch und von dort in unseren Körper. Der Omega-6/3-Quotient liegt also bei etwa 10, er sollte aber bei 5, besser noch bei 3 liegen.

Werden wir verdummt?

Den Preis für die Massentierhaltung müssen die kommenden Generationen tragen. Die »Fleischfresser« müssen aber auch ihren Preis bezahlen, indem sie häufiger an den sogenannten »Zivilisationskrankheiten« Arteriosklerose, Krebs und Autoimmunkrankheiten leiden – vor allem wegen der hohen Zufuhr an Omega-6 bei gleichzeitig niedriger Zufuhr an Omega-3. Die Verdummung ist aber auch buchstäblich gemeint, wenn wir wissen, dass genau diese Ernährung zu niedrigeren Intelligenzquotienten bei unseren Kindern und dem Auftreten von mehr Demenz im hohen Lebensalter beiträgt.

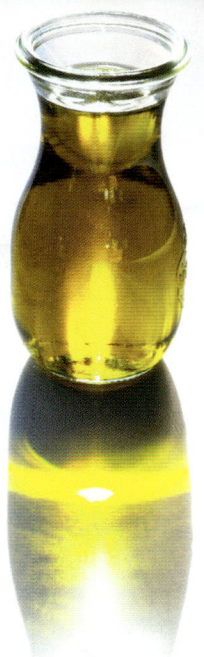

Krankheiten und Beschwerden

Wo hilft Omega-3?

Bei vielen sogenannten Zivilisationskrankheiten wirkt Omega-3 nicht nur vorbeugend, sondern kann die Beschwerden auch noch deutlich lindern.

Im ersten Kapitel wurden die Grundlagen der Wirkung von Omega-3 erklärt. Danach müsste Omega-3 ein wahres Wundermittel ein, welches bei nahezu allen Krankheiten vorbeugend oder lindernd wirken kann. In diesem Kapitel werden wir uns einzelne Krankheiten vornehmen. Von vielen natürlichen Substanzen (z. B. Noni-Saft, Aloe-Vera-Gel oder Chlorella-Algen) werden geradezu sensationelle Heilerfolge berichtet. Nur finde ich in medizinischen Datenbanken, die alle hochrangig publizierten wissenschaftlichen Studien enthalten, fast keine harten Daten hierzu. Bei Omega-3 ist dies jedoch anders. Allein in der größten medizinischen Datenbank PubMed finde ich 2538 Studien, die sich nur mit Omega-3 befassen (Stand 1.12.2014). Die Therapie mit Omega-3 – und dies sei den »Schulmedizinern« und »Naturheilkundeskeptikern« ins Buch geschrieben – darf mit Fug und Recht als evidenzbasiert bezeichnet werden. Die Evidence-based medicine, also die beweisgestützte Medizin, ist heute das Nonplusultra in der medizinischen Therapie. Wir bewegen uns hier also nicht im Bereich der Alternativmedizin oder gar der Esoterik, sondern haben eine wissenschaftlich fundierte Therapie vor uns, die den Vergleich einer Behandlung mit Beta-Blockern, Antibiotika oder Kortison von der wissenschaftlichen Beweislage her nicht zu scheuen braucht.

Wenn Sie das folgende Kapitel gelesen haben, werden Sie Omega-3 bestimmt auch als Panazee (griech. Πανάκεια = alles heilend) betrachten. Im Arzneimittelrecht ist es eine Nahrungsergänzung, aber eigentlich ist es ein diätetisches Lebensmittel. Und das meine ich ganz wörtlich: ein Mittel zum Leben.

»Lasst Eure Nahrungmittel Eure Heilmittel sein«
(Hippokrates)

Entzündungen, Rheuma, Asthma: Wenn der Körper sich selbst bekämpft

Seit zwei bis drei Generationen beobachten Ärzte ein merkwürdiges und unerklärliches Phänomen. Erkrankungen wie Rheuma, Asthma, Neurodermitis, Colitis, Hashimoto (Schilddrüsenentzündung) und viele weitere explodieren geradezu. Bei all diesen Erkrankungen liegt dieselbe Ursache zugrunde: Unser Immunsystem reagiert – zumindest teilweise – über und greift nicht nur feindliche Bakterien, Viren oder Pilze, sondern Strukturen unseres Körpers an – eben Gelenke, die Haut oder andere Organe. Und wahrscheinlich hängt dies auch mit der Ernährung im Allgemeinen und mit Omega-3 im Besonderen zusammen.

Es gibt inzwischen Studien, die belegen, dass

- eine gute Versorgung mit Omega-3 rheumatischen Erkrankungen vorbeugt,
- eine hohe Zufuhr von Omega-3 die Symptomatik bessert,
- Omega-3 konventionelle Medikamente einsparen und damit deren Nebenwirkungen mindern hilft.

Bei Autoimmunkrankheiten und Omega-3 darf aber nicht gekleckert, sondern es muss geklotzt werden. Omega-3 wirkt bei Rheuma eben nicht nach wenigen Tagen, sondern die Patienten müssen schon mehrere Monate bei der Stange bleiben. Und »Mini-Dosen« von ein bis drei Kapseln können wir auch vergessen. 2 g oder mehr – das ist schon ein buchstäblicher großer Schluck aus der Omega-Pulle. Dies entspricht 12 üblichen Fischölkapseln oder einem Esslöffel natürlichen Fischöls. Also: Schmieren Sie Ihre Gelenke – aber mit reichlich Fischöl!

Bluthochdruck: Gefäße mit Omega-3 schmieren und vom Druck entlasten

Bluthochdruck ist eine Geißel der westlichen Industriegesellschaften. Welchen Stellenwert nimmt hier Omega-3 ein? Wirkt Omega-3 tatsächlich wie eine Blutdrucktablette? Ja, das tut es. Und das ist auch wissenschaftlich eindeutig nachgewiesen.

Wir wissen inzwischen sogar ganz klar, über welche Mechanismen Omega-3 den Blutdruck senkt:
- Omega-3 senkt die Entstehung von Prostaglandinen der Gruppe 2, die Kochsalz im Körper zurückhalten (Natrium steigert den Blutdruck, Omega-3 hat also quasi eine »Anti-Salz-Wirkung«).
- Omega-3 erhöht die Entstehung von Prostaglandinen der Gruppe 3, die Kochsalz über die Nieren ausscheiden helfen (Wirkung wie ein Diuretikum, also ein Entwässerungsmittel).
- Omega-3 erhöht die Entstehung von Prostaglandinen der Gruppe 3, die die Gefäße erweitern (Wirkung wie ein Kalziumantagonist, der das Gleiche tut).
- Omega-3 senkt die Sympathikusaktivität. Der Sympathikus ist der Anteil unseres vegetativen Nervensystems, der anregt und für Stress zuständig ist. Omega-3 beruhigt das Nervensystem also und

senkt außerdem die Herzfrequenz, was das Herz ökonomischer schlagen lässt (Wirkung wie ein Beta-Blocker).
- Omega-3 trägt zur Gewichtsreduktion bei, denn es verstärkt die gewichtsreduzierende Wirkung von körperlicher Bewegung. Gewichtsreduktion geht aber mit einer Blutdrucksenkung einher.

Omega-3 vereint also die Wirkungen einiger der wichtigsten Blutdruckmittel in der Medizin – allerdings ohne deren Nebenwirkungen. Mineralverluste bei Diuretika, dicke Beine oder Verstopfung bei Kalziumantagonisten, Impotenz, Atemnot, Psoriasis oder Depression bei Beta-Blockern – all das ist bei Omega-3 nicht bekannt. Omega-3 hat eine regulative Wirkung – ein Zuviel wird gedämpft, das Normale oder Zuwenig bleibt aber unangetastet. Der Blutdruck kann also nicht in den Keller rauschen.

Damit erweist sich Omega-3 als das perfekte Blutdruckmittel. Einen Wermutstropfen will ich Ihnen allerdings nicht vorenthalten: Diese blutdrucksenkenden Wirkungen sind qualitativ genauso, wie ich sie dargestellt habe, quantitativ sind sie aber recht gering ausgeprägt. In Studien wurden durchschnittliche Senkungen von 3–5 mmHg beobachtet. Das lässt sich im Einzelfall manchmal gar nicht feststellen. Im Kollektiv kann es aber unglaubliche Wirkungen haben: Wenn alle Hypertoniker eine solche Blutdrucksenkung erzielen würden, bedeutet dieses allein mehrere Tausend Schlaganfälle weniger – Jahr für Jahr. Wie viele Pflegebedürftige könnten so vermieden werden?

Schlaganfall: Omega-3 ist ASS, Beta-Blocker und ACE-Hemmer in einem

Der Schlaganfall ist neben Herzinfarkt und Krebs eine der drei häufigsten Todesursachen in Mitteleuropa. Und er ist die häufigste Ursache für eine bleibende und schwerwiegende Behinderung. Dabei wäre er relativ leicht zu vermeiden. Das Wichtigste ist dabei die Vermeidung eines zu hohen Blutdrucks (Seite 33). Hierzu kann Omega-3 einen entscheidenden Beitrag leisten. Dabei vereint Omega-3 nicht nur die Wirkung verschiedener Blutdruckmedikamente in sich, sondern weist außerdem noch eine ASS-artige Wirkung (Seite 16) auf (ASS steht für Acetylsalicylsäure, besser bekannt als Aspirin®). Aber bitte ersetzen Sie nicht das verschriebene ASS durch Omega-3!

Omega-3 geht nicht auf den Magen und hat prinzipiell die gleichen Wirkungen auf die Gerinnung wie das ASS. Jeder von Schlaganfall Gefährdete kann unbedenklich Omega-3 zum Schutz einnehmen und macht damit nichts falsch. Kleine Einschränkung: Wenn ASS zusätzlich angezeigt ist oder sogar noch ein weiteres Medikament genommen werden muss, welches die Gerinnung bremst, so kann in der Kombination ein erhöhtes Blutungsrisiko resultieren. Wenn Sie also unter Einnahme von Omega-3 plus weitere Gerinnungshemmer merken, dass Sie bei einer Verletzung länger bluten oder leichter blaue Flecken bekommen, so halten Sie mit Ihrem Arzt Rücksprache, ob die anderen Gerinnungshemmer oder deren Dosis reduziert werden können. Im Zweifel müssten Sie eben die Dosis von Omega-3 reduzieren oder bei starker Blutungsgefahr sogar ganz absetzen.

Herzinfarkt: Warum jeder Patient Omega-3 einnehmen sollte

Bluthochdruck ist einer der Hauptrisikofaktoren für den Herzinfarkt. Wie wir oben gesehen haben, wirkt Omega-3 hier schützend. Daneben wirkt Omega-3 aber auch wie ein Beta-Blocker beruhigend auf das vegetative Nervensystem, senkt die Triglyceride (Blutfette), erhöht aber gleichzeitig das gute HDL-Cholesterin und lindert die Folgen von Stress auf Nerven und Gefäße.

In Studien wurde tatsächlich herausgefunden, dass Menschen, die Omega-3 einnehmen, in gewissem Maße vor Herzinfarkt geschützt sind. Von epidemiologischen Studien an großen Bevölkerungsgruppen wissen wir dies seit Jahrzehnten. So haben Inuit (Eskimos) unter traditioneller Ernährung mit einem hohen Anteil an Omega-3 deutlich weniger Herzinfarkte (Fettanteil bei Inuit-Kost etwa 60 %, fast ausschließlich aus Fischen, Walen und Robben – alle mit hohem Omega-3-Anteil). Kehren sich die Inuit jedoch von ihrer Lebensweise ab (auch in Grönland und in Alaska gibt es mittlerweile Fast-Food-Restaurants) oder emigrieren und nehmen die Ernährungsweise der neuen Heimat an, so kommt es nach wenigen Jahren auch zur Anpassung der Herzinfarktraten an diejenigen der dort Ansässigen. Herzinfarkt hat also weniger mit Genetik als mit Ernährung zu tun! Niemand hält uns aber ab, es den Inuit ernährungsmäßig gleich zu tun. Okay, das wird bei uns ganz schwer, denn 60 % unserer Nahrung in Form von fetten Fischen wird dann doch wohl nicht jedem zumutbar sein. Aber ein Esslöffel Fischöl lässt sich schon in unsere Kost integrieren. Optimal ist auch hier die Messung der Fettsäuren (Seite 67): Einen Omega-6/3-Quotienten unter 1 wie bei Eskimos werden wir kaum erreichen. Der von Herzinfarkt Bedrohte sollte dem Quotienten von 2,5 aber sehr nahe kommen. Wenn Sie allerdings schon einmal einen Herzinfarkt erlitten haben, wegen Arteriosklerose der Herzkranzgefäße schon einmal ein Gefäß aufgedehnt bekommen haben oder Sie sich gar einer koronaren Bypass-Operation unterziehen mussten, dann gehören Sie zur Hoch-Risiko-Gruppe, wo ein Omega-6/3-Quotient von unter 2,5 geradezu ein Muss darstellt.

Plötzlicher Herztod: Ein hoher Omega-3-Index schützt

Bleiben wir herzlich! Eine der häufigsten Todesursachen in westlichen Industriegesellschaften ist heute der plötzliche Herztod. Dieser wird meist durch eine gefährliche Herzrhythmusstörung namens Kammerflimmern verursacht. Omega-3 besitzt die fantastische Fähigkeit, die elektrischen Aktivitäten in Herz-Nerven- und -Muskelzellen so weit zu stabilisieren, dass gefährliche Herzrhythmusstörungen sehr viel weniger auftreten.

In einer großen Studie wurde der Omega-3-Index (Seite 68) mit den tödlichen Herzrhythmusstörungen verglichen. Hat jemand einen guten Omega-3-Index von über 8 %, so hat er ein deutlich geringeres Risiko für eine tödliche Rhythmusstörung als ein Mensch mit einem Omega-3-Index unter 4 %. Und jetzt kommt die Sensation: Das Risiko ist bei guter Omega-3-Versorgung um etwa 90 % reduziert! Bei Patienten mit Herzrhythmusstörungen bestehe ich mittlerweile noch mehr als bei anderen Krankheiten auf die Messung der Fettsäuren. Ich steigere die Dosis und kontrolliere die Werte so lange, bis ein Omega-3-Index von über 8 % erreicht ist. Manche brauchen dafür »nur« zwei Gramm Fischöl, viele aber deutlich mehr, z. B. vier Gramm = 2 Esslöffel.

Arrhythmia absoluta: Wenn im Herzen alles durcheinander geht

Allein in Deutschland gibt es Millionen von Menschen mit AA. AA steht für Arrhythmia absoluta, auf Deutsch auch als Vorhofflimmern (VHF) bezeichnet. Dabei schlägt der Vorhof des Herzens, der auch dessen Taktgeber ist, nicht mehr rhythmisch, sondern völlig durcheinander. Dieses AA ist glücklicherweise nicht so gefährlich wie das Kammerflimmern, welches nur wenige Minuten mit dem Leben vereinbar ist. Aber es ist auch nicht ganz harmlos. Die gefährlichste »Nebenwirkung« von AA ist der Schlaganfall durch ein Gerinnsel aus dem Vorhof, in dem es sich im »stehenden Blut« gebildet hat.

Omega-3 hat sich im Erhalt des Sinusrhythmus (SR) bewährt. Je besser Menschen mit Omega-3 versorgt sind (auch hier sollte ein Omega-3-Index [Seite 68] über 8 % angestrebt werden), umso größer ist die Wahrscheinlichkeit, dass der gute SR erhalten bleibt. Es gibt zwar keine Garantie dafür, aber jeder Patient mit AA sollte einige Monate eine sehr gute Versorgung mit Omega-3 anstreben (je nach Ausgangswert des Omega-3-Index werden dafür meist zwei bis vier Gramm natürliches Omega-3 nötig sein), um zu schauen, ob er hierunter weniger oder kürzere Phasen von VHF aufweist. Im Erfolgsfall sollte er diese Dosis beibehalten. Achtung: Bei gleichzeitiger Einnahme von starken Gerinnungshemmern ist die Blutungsgefahr erhöht! Sollte jedoch dauerhaft ein stabiler SR erzielt und auch dokumentiert werden können, so dürfen – nach Rücksprache mit den behandelnden Ärzten! – die Gerinnungshemmer unter Umständen auch wieder abgesetzt werden.

Herzschwäche: Ein starkes Herz durch Omega-3

Seit Langem ist bekannt, dass es unter Omega-3 zu weniger Herztoden kommt. Das trifft auch für Patienten mit schwachem Herz zu. Bisher glaubte man, dass diese Schutzfunktion auf die rhythmusstabilisierende Wirkung von Omega-3 zurückzuführen ist, da Herzschwäche häufiger unter Herzrhythmusstörungen, sogar häufig unter besonders gefährlichen leiden. Inzwischen hat man aber herausgefunden, dass Omega-3 auch die Herzmuskelstruktur positiv zu beeinflussen vermag.

Diese Erkenntnisse gibt es zum Nutzen von Omega-3 bei Herzinsuffizienz:

- Gesunde Menschen mit gutem Fischkonsum entwickeln 15–30 % seltener eine Herzschwäche als Menschen, die wenig Fisch verzehren.
- Gesunde Menschen mit guten Omega-3-Spiegeln im Blut entwickeln 50 % seltener einer Herzschwäche, EPA weist hier die beste Schutzwirkung auf.
- Unter einer 6-monatigen Therapie mit 2 g Omega-3 werden sowohl BNP (Labormarker für Herzschwäche) als auch echokardiografische Parameter (Herzultraschall) deutlich gebessert.
- Wenn herzinsuffiziente Patienten unter regulärer Medikation zusätzlich Omega-3 einnehmen, kommt es zu 9 % weniger Todesfällen.
- Bekommen Patienten mit Herzinsuffizienz und Depression Omega-3, sterben 35 % weniger als ohne Omega-3.
- Selbst wenn eine schwere Herzschwäche vorliegt, führt eine dreimonatige Therapie mit Omega-3 zu einer deutlich besseren Herzfunktion als Plazebo. 1 g Omega-3 führt dabei auch noch zu einer Verbesserung, die aber geringer ausfällt als 4 g. Dies entspricht 2 Esslöffeln Fischöl oder 24 übliche Kapseln.

Eine gute Versorgung mit Omega-3 verhindert also bei Gesunden in gewissem Maße das Entstehen einer Herzschwäche. Bei eingetretener Herzschwäche kommt es unter Omega-3 zu weniger Todesfällen.

Labor- und Ultraschallwerte verbessern sich unter
Omega-3 signifikant, sogar in schweren Fällen –
allerdings nur bei entsprechend hoher Dosis. Jeder
herzschwache Patient müsste von seinem Kardiologen
nach diesen Erkenntnissen eigentlich Omega-3 ver-
ordnet bekommen. Da leider die wenigsten Kardiologen hierüber informiert sind, muss sich der Patient
selbst um eine optimale Versorgung kümmern.

Krebs: Omega-3 schützt vor Krebs und Nebenwirkungen der Chemotherapie

Können Omega-3-Fettsäuren auch vor Krebs schützen? Wir wissen heute, dass Krebs auch etwas mit
Entzündungen zu tun hat. Entzündung fördert sowohl
Tumorentstehung als auch das Fortschreiten der
Erkrankung. Wenn wir Entzündlichkeit im Organismus bremsen können, dann entfalten wir auch eine
Anti-Krebs-Wirkung. Viele Studien haben inzwischen
ergeben, dass Krebs umso seltener auftritt, je besser
die Versorgung mit Omega-3 ist.

Wenn Krebs aber einmal aufgetreten ist, dann fühlen
sich die Betroffenen nicht etwa durch Schmerzen in
ihrer Lebensqualität beeinträchtigt, sondern haupt-
sächlich durch Erschöpfung. Je besser Krebspatienten
aber mit Omega-3 ausgestattet sind, umso weniger
Erschöpfung verspüren sie. Omega-3 erhöht also die
Leistungsfähigkeit bei Krebs. Selbst Chemotherapie
wird bei guter Omega-3-Versorgung besser vertragen,
ja, sie wirkt sogar noch besser.

Omega-3 schützt also vor Krebs. Sowohl in der Vorbeugung als auch in der Behandlung von Krebs ist Omega-3 ein wesentlicher Bestandteil der Therapie, auf den niemand verzichten sollte. Es gibt also viele Gründe, warum Krebsgefährdete oder bereits Betroffene unbedingt auf eine gute Omega-3-Ausstattung achten sollten.

Wie sieht die optimale Therapie aus?

Auch hier macht es die Dosis! Gelegentlich mal eine Kapsel Omega-3 ist nicht mehr als ein Tropfen auf dem heißen Stein. Krebskranke erhalten Therapien, die von der Kasse bezahlt werden und die schnell zigtausende Euro kosten. Sie selbst greifen häufig zusätzlich nach jedem Strohhalm, der ihnen Heilung verspricht und sind bereit, auch dafür noch einmal viel eigenes Geld zu zahlen. Nicht selten werden dabei auch dubiose Therapien zu völlig überzogenen Preisen angeboten. Die Therapie mit Omega-3 ist dagegen sehr preisgünstig: Ein Esslöffel Fischöl kostet gerade mal einen Euro.

Mit Omega-3 haben wir bei Krebs eine Therapieoption, die nachweislich sicher ist, nicht schadet und sich mit keiner einzigen konventionellen oder komplementären Methode beißt. Es gibt also bei Krebs keinen einzigen Grund, nicht zu Omega-3 zu greifen, aber viele Gründe, es zu tun. Der Vorteil von Omega-3-Präparaten im Vergleich zu Fischen besteht dabei in der Schadstoffarmut von qualitativ hochwertigen und diesbezüglich untersuchten und zertifizierten Produkten. Nicht nur, aber gerade bei Krebs sollte der Patient jede zusätzliche, den Körper belastende Schadstoffzufuhr vermeiden und beim Hersteller ein Zertifikat anfordern. Gute Hersteller haben nichts zu verbergen. Der »Geschmackstest« ist unabdingbar: Riecht das Präparat ranzig oder schmeckt es fischig oder stoße ich danach unangenehm auf? Dann Finger davon!

Die optimale Therapie bekommen Sie, wenn Sie die Fettsäuren messen lassen und einen Omega-6/3-Quotienten (Seite 68) von unter 2,5 erreichen. Möchten Sie diese Diagnostik nicht, dann liegen Sie mit 2–4 Gramm Omega-3 (nicht Fischöl, sondern Omega-3!) nicht falsch. Das sind 12–24 herkömmliche Fischölkapseln oder 1–2 Esslöffel Fischöl.

Demenz: Omega-3 – der wichtigste Baustein der grauen Zellen

Wir wissen inzwischen, dass mehr als die Hälfte unserer Hirnsubstanz aus Omega-3 besteht. Das hat die Natur nicht umsonst so gemacht. Weil wir aber Omega-3 in dieser Menge in unserem Nervensystem benötigen, kann ein Mangel möglicherweise Funktionsminderungen zur Folge haben – oder positiv formuliert: Mit einer guten Zufuhr von Omega-3 können wir Hirnfunktionen verbessern oder aufrechterhalten. Nun befinden wir uns in einer immer älter werdenden Gesellschaft, in der Demenz und Pflegebedürftigkeit uns große ökonomische und ethische Probleme bereiten werden.

Kann die Zufuhr von Omega-3 den Einzelnen vor Demenz schützen?

- Ein hoher Gehalt an Omega-3 ist mit einem deutlich geringeren Risiko für das Auftreten von Demenz verbunden.
- Die maritime Omega-3-Fettsäure DHA scheint hier am wichtigsten zu sein.
- Ein hoher Omega-6/3-Quotient erhöht das Risiko.
- Die Effekte treten erst bei relativ hoher Omega-3-Zufuhr auf – einmal in der Woche Fisch reicht hier bei Weitem nicht.
- Ist Demenz schon aufgetreten, hilft Omega-3 nur bei sehr leichten Formen, in fortgeschrittenen Fällen ist keine Verbesserung mehr zu erwarten.

Also: Warten Sie mit Omega-3 nicht, bis das Kind in den Brunnen gefallen ist. Fangen Sie zur Vorbeugung von Demenz früh genug mit Omega-3 an und sparen Sie nicht an der Dosis.

Psyche: Omega-3 macht gute Laune!

Aus verschiedenen epidemiologischen Studien wissen wir seit Langem, dass niedrige Zufuhr von Omega-3 mit der Nahrung oder niedrige Omega-3-Spiegel im Blut mit einer erhöhten Rate an Depressionen verbunden sind.

Es konnte nachgewiesen werden, dass Omega-3

- den Serotoninspiegel anhebt (Serotonin ist das »Glückshormon«),

- bei Depressionen hilft, die mit einer Krankheit einhergehen (z.B. Herzinfarkt) oder durch Medikamente erzeugt werden (z.B. Interferon),
- die Wirkung von Antidepressiva verbessert,
- vor Depression in und nach der Schwangerschaft und im Alter schützt.

Es gibt also bei Depression keinen Grund, kein Omega-3 zu nehmen (selbst für hohe Dosen wurden in den Studien keine Nebenwirkungen beobachtet). Es gibt aber viele Gründe, bei den unterschiedlichsten Formen von Depression Omega-3 therapeutisch einzusetzen. Auch hier gilt: Viel hilft viel. Noch besser ist die Steuerung nach dem Omega-6/3-Quotienten.

Sport: Omega-3 macht wieder fit

Mit Sportnahrung werden weltweit Milliardenumsätze erzielt. Die größten Umsätze werden dabei mit Elektrolytgetränken und mit Eiweißpräparaten getätigt. Merkwürdigerweise redet von der Versorgung mit den richtigen Fetten bei Sportlern niemand. Dabei gibt es hier knallharte wissenschaftliche Erkenntnisse, die nahelegen, dass sich jeder ambitionierte Sportler vor allem mit den richtigen Fetten versorgen sollte.

Eine gute Zufuhr von Omega-3 (über 2 g täglich) führt zu
- weniger Muskelkater nach exzessiver Belastung,
- geringeren Spiegeln von CRP, TNF-α, PGE2 und IL-6 als Ausdruck geringerer Entzündung nach Belastung,

- geringerem CK-Anstieg als Ausdruck geringerer Muskelschädigung nach Belastung,
- niedrigeren Laktatspiegeln,
- besserer Lebensqualität,
- geringerem Herzfrequenzanstieg unter Belastung,
- erhöhtem Blutfluss im Skelettmuskel,
- geringerer Verengung der Bronchien unter Belastung,
- erhöhtem Herzschlagvolumen.

All diese Befunde legen nahe, dass gut mit Omega-3 versorgte Sportler länger und intensiver trainieren können und schneller regenerieren. Was würden (viele) Sportler für ein Dopingmittel geben, welches all diese Eigenschaften aufwiese? Aber Omega-3 steht auf keiner Dopingliste, hat keine Nebenwirkungen und ist auch noch bezahlbar.

Anti-Aging: Omega-3 schützt vor dem Altern

Gleich vorweg: Ich kenne keine Studie, die beweist, dass Omega-3 das Altern aufhält. Eine solche Studie, die sämtliche Alterungsvorgänge (körperliche, z. B. Muskelkraft, Ausdauer, Reaktionsgeschwindigkeit; mental, z. B. Gedächtnis, Koordination, Fähigkeit, komplexe Aufgaben zu lösen; psychisch, z. B. Stimmung, Einstellung) untersucht, müsste an Tausenden von Probanden über Jahre hinweg durchgeführt werden und würde Millionen kosten, die kein Omega-3-Hersteller aufbringen kann.

Wohl aber gibt es Studien, die einzelne Aspekte des Alterns untersucht haben und hier zu erstaunlichen Ergebnissen gekommen sind. So fanden Wissenschaftler heraus, dass eine gute Zufuhr von Omega-3 den altersbedingten geistigen Abbau zu verlangsamen vermag und sogar in gewissem Umfang vor seniler Demenz schützt. Omega-3 verbessert die Reparaturmechanismen der Hirnzellen und beeinflusst die Gliazellen im Gehirn, die für die Versorgung der neuronalen Zellen zuständig sind. Im Hippocampus wird die Neurogenese angeregt, also die Neubildung von Hirnzellen, die man bis vor Kurzem gar nicht für möglich hielt. Der Hippocampus ist unter anderem für das Gedächtnis zuständig. Bei einem geringeren Gehalt an DHA im Blut fand man außerdem ein geringeres Gehirnvolumen.

In Therapiestudien fand man unter Omega-3 eine Verbesserung der Sehleistung. In einer Studie an über 55-Jährigen war die Wahrscheinlichkeit, im Untersuchungsreitraum eine Verschlechterung der kognitiven Leistungen zu erleiden, bei den Probanden mit Omega-3-Präparaten um etwa ⅔ Drittel geringer. Sogar die Haut wird mit Omega-3 jünger gehalten. Je mehr Omega-3 zugeführt wird, umso geringer fällt die Hautalterung aus.

Wie oft teilen sich Zellen?
Hier die vielleicht wichtigste, aber auch etwas komplizierte Studie: In dieser Untersuchung wurde die Telomerenlänge gemessen. Wir wissen heute, dass

sich Zellen nicht unendlich teilen können (außer Keim- und Krebszellen). Eine Zelle kann sich nur etwa 50-mal teilen, dann stirbt sie ab.

Woher weiß sie, wie oft sie sich schon geteilt hat? Dazu hat die Natur die Telomere erfunden, die sich am Ende der Chromosomen befinden. Bei jeder Teilung wird ein Schnipsel abgeschnitten und wenn die Telomere aufgebraucht sind, dann war's das mit der Teilung. Daher gelten die Telomere heute in der Aging-Forschung als wichtigster zellulärer Marker für das Altern. In einer Studie maß man also die Telomerenlänge und die EPA- und DHA-Spiegel. Nach fünf Jahren wurden die Telomere bei den Probanden erneut gemessen. Diejenigen mit den besten EPA- und DHA-Spiegeln hatten die geringste Verkürzung ihrer Telomere. Während die schlechtesten eine Verkürzung von 8 % aufwiesen, waren es bei den Omega-3-reichen Versuchspersonen nur 2 %. Die »Alterungsgeschwindigkeit« wurde also auf ein Viertel reduziert. Wenn Sie jung bleiben wollen, dann wissen Sie jetzt, was sie zu tun haben!

Schwangerschaft: wichtig für Mutter und Kind

Da das zentrale Nervensystem zu einem großen Teil aus Omega-3 besteht, ist eine gute Versorgung mit Omega-3 von ganz entscheidender Bedeutung für die kindliche Entwicklung. Mittlerweile gibt es zahlreiche Untersuchungen, die dies auch belegen. So konnte nachgewiesen werden, dass das kindliche Verständnis und die Wiedergabe von Wörtern im Alter von einem Jahr signifikant besser ist, wenn die Mutter in der Schwangerschaft Omega-3 eingenommen hat. Führt die Mutter in Schwangerschaft und Stillzeit viel Omega-3 zu, so wird die Allergieneigung bei den Kindern deutlich reduziert. Es gibt positive Zusammenhänge zwischen Omega-3-Zufuhr und längerer Schwangerschaft, besserem Geburtsgewicht und einer geringeren Rate an Prä-Eklampsie (einer schweren Komplikation am Ende der Schwangerschaft).

Aber auch für die Mutter hat eine gute Versorgung mit Omega-3 Vorteile. Von einer Depression nach der Geburt sind 10–15 % der Mütter betroffen. Bei einem guten Omega-3-Index tritt eine solche aber wesentlich weniger häufig auf. Die werdende Mutter befindet sich allerdings in einem großen Dilemma: Einerseits hat sie schon davon gehört, dass Omega-3 für das Kind und sie selbst gut ist. Andererseits fürchtet sie aber auch die mögliche Schadstoffbelastung in Fischen und anderen Meeresprodukten (z. B. das nervenschädliche Quecksilber sowie fettlösliche Dioxine und Pestizide). Ausweg: Maximal zweimal pro Woche Fisch aus Wildfang (keine Fische am Ende der Nahrungskette wie Thunfisch, Schwertfisch oder Hai!), an den »fischfreien Tagen« aber Zufuhr von etwa zwei Gramm Omega-3 (12 Kapseln oder 1 Esslöffel Fischöl). Die Schwangere sollte aber gezielt darauf achten, dass der Hersteller für die Schadstofffreiheit seines Produktes garantiert und im Zweifel sogar direkt nachfragen.

Diabetes: Mit dem richtigen Fett gegen den Zucker

In Meta-Analysen und Studien konnte eindeutig eine Schutzwirkung von Omega-3 vor Diabetes nachgewiesen werden. Je mehr fettigen Fisch Menschen verzehren, umso geringer ist ihr Risiko, später einmal an Diabetes zu erkranken. Je höher die Blutspiegel an EPA und DHA sind (das sind die maritimen Omega-3), umso geringer ist das Risiko, irgendwann einmal Diabetiker zu werden. Aber auch wenn der Diabetes bereits manifest geworden ist, hilft Omega noch. Bei schlecht eingestellten Diabetikern führen sowohl die pflanzliche ALA als auch die fischigen EPA und DHA zu deutlichen Verbesserungen des Langzeitblutzuckerwertes HbA_{1c}. Sogar bei einer häufigen Sonderform des Diabetes, dem Gestationsdiabetes der Schwangeren, führt Omega-3 zu einer deutlichen Verbesserung der Insulinresistenz, d. h. das Insulin wirkt bei Anwesenheit von Omega-3 besser. Wenn Diabetiker einen Herzinfarkt erleiden, so haben sie ein großes Risiko, an dieser koronaren Herzkrankheit später zu versterben. Durch eine frühe und hoch dosierte Omega-3-Therapie kann dieses Risiko nahezu halbiert werden.

Das Risiko einer Depression bei Diabetikern ist nicht zu unterschätzen. Das Problem ist aber, dass gerade bei Diabetikern die Gewichtszunahme, die häufig eine Folge der Therapie mit Antidepressiva ist, wieder zu einer Verschlechterung des Diabetes führt. Diese Verschlechterung und die Gewichtszunahme dürften die

Stimmung des Diabetikers auch nicht gerade heben. Omega-3 kann hier Abhilfe schaffen: Es verbessert die Stimmung bei Depressiven und führt sogar eher noch zu einer Gewichtsabnahme.

Kinder und Diabetes

Sogar bei der Entstehung von Typ-I-Diabetes scheint es zu helfen: Kinder mit einer guten Omega-3-Versorgung entwickeln deutliche weniger Antikörper, wie sie bei Typ-I-Diabetikern gefunden werden. Der Typ-I-Diabetes ist eine Autoimmunkrankheit und daher mehr mit Rheuma oder Asthma verwandt als mit dem Typ-II-Diabetes. Schwangere sollten sich und ihr ungeborenes bzw. später das gestillte Kind gut mit Omega-3 versorgen, um den jugendlichen Diabetes vermeiden zu helfen. Kinder sollten auch wegen des Schutzes vor DiabetesTyp I gut mit Omega-3 versorgt wegen – einmal in der Woche Fischstäbchen reichen hierfür allerdings nicht aus. Bei kleinen Kindern darf es 1 TL Fischöl in Suppe oder Salat sein.

Sonstiges: Wo hilft Omega-3 denn eigentlich noch?

Hier habe ich Indikationen für Omega-3 aufgeführt, bei denen es Hinweise, aber noch keine sicheren Beweise für eine Wirksamkeit gibt, weil nur Erfahrungswerte oder nur wenige Studien existieren. Ein Versuch mit Omega-3 kann also sinnvoll sein, es ist aber nicht garantiert, dass die erhoffte Wirkung eintritt.

Migräne: hat immer auch etwas mit Entzündung und mit Serotoninfreisetzung zu tun. In beide Mechanismen können die aus den verschiedenen Fettsäuren gebildeten Prostaglandine eingreifen. Omega-3 kann bei Migräne also helfen, die Anfallsfrequenz oder -schwere zu minimieren.

Arthrose: Zuerst die gute Nachricht: Omega-3 führt zu deutlich weniger Arthrosesymptomen und hilft, Schmerzmedikamente bei Arthrose zu reduzieren. Die schlechte Nachricht: Das ist bisher nur für Hunde bewiesen. Wenn Sie darauf vertrauen, dass Knie und Hüfte von Hunden sich nicht so sehr von denen des Menschen unterscheiden, dann haben Sie mit einem Omega-3-Versuch für Ihre Gelenke nicht viel zu verlieren – außer vielleicht ihre Schmerzen.

Prämenstruelles Syndrom (PMS): 40 % aller menstruierenden Frauen geben prämenstruelle Beschwerden an, bei bis zu 10 % ist die Lebensqualität hierdurch sogar deutlich eingeschränkt. Eine Studie zeigt, dass es nach drei Monaten Einnahme von 2 g Omega-3 hochsignifikante Senkungen bei Depression, Angst, Konzentrationsstörungen und Blähungen gab. Signifikante Effekte wurden gefunden bei Kopfschmerz und Brustempfindlichkeit. Also: Omega-3 hilft in der Regel – und das im doppelten Sinne.

Multiple Sklerose: Eine fettarme Diät mit zusätzlichem Omega-3 führte in Studien (Seite 75, Literaturhinweise) an MS-Patienten zu einem signifikanten Rückgang von Schüben bei gleichzeiti-

ger Verbesserung der Lebensqualität. Während der
normale Verlauf der MS stets abwärts zeigt, konnte
unter Omega-3 und anderen Lebensstiländerungen
eine Verbesserung von körperlicher und mentaler
Gesundheit bei MS-Patienten gezeigt werden, die
nicht nur dauerhaft anhielt, sondern nach fünf Jahren
konsequenter Therapie deutlich ausgeprägter war als
nach einem Jahr.

Colitis/Morbus Crohn: Unter einer Omega-3-Diät
fanden sich im Tierversuch im Darmgewebe wesentlicher weniger Entzündungsbotenstoffe und weniger
Entzündungszeichen. Wie bei jeder chronisch ent-
zündlichen Erkrankung hilft Omega-3 auch im Darm
– merkwürdigerweise in den Studien allerdings bei
Morbus Crohn viel besser als bei Colitis. Bei Morbus
Crohn wurden unter Omega-3 signifikant weniger
Rezidive nachgewiesen.

**Hautentzündung – Psoriasis, Neurodermitis,
Akne:** Omega-3 führt in Verbindung mit Vitamin D
zu wesentlich geringerer Hautentzündung, Rötung,
Hautjucken und -schuppung bei Psoriasis. Auch bei
Neurodermitis konnte ein deutliches Nachlassen des
Hautjuckens nachgewiesen werden. Akneläsionen
wiesen unter Omega-3 (zusammen mit Borretsch-
samenöl) viel weniger Entzündung auf.

Übergewicht: Je höher der Omega-3-Index ist, desto
geringer ist das Gewicht bei Übergewichtigen. Oder
umgekehrt: Je schlechter Dicke mit Omega-3 versorgt sind, umso dicker sind sie. Warum dies nur bei

Frauen, nicht aber bei Männern beobachtet wurde, wissen wir noch nicht. Nun könnte man ja meinen, dass die zusätzliche Zufuhr von energiereichem Fett (9 kcal pro Gramm!) eher zu Übergewicht als zu einer Abnahme führt. Unter hoher Zufuhr von Omega-3 gelingt aber eine Gewichtsabnahme zusammen mit Bewegung leichter als mit Omega-6.

Zusammenfassung

Seit Jahren bin ich ein großer Freund von Omega-3 und habe Omega-3 manchmal eingesetzt. Seit der Beschäftigung mit der wissenschaftlichen Datenlage zu Omega-3 für dieses Buch setze ich Omega-3 bei allen im Buch erwähnten Krankheiten bei sehr vielen Patienten ein. Mit der Fettsäureanalyse sehe ich erstmals, ob meine Empfehlung auch im Körper der Patienten ankommt. Und bei hoher Dosierung und optimalen Werten beobachte ich endlich auch die erhofften therapeutischen Erfolge, die ich nie beobachtet habe, wenn die Patienten »ein oder zwei Kapseln eines Präparates ab und zu mal geschluckt haben«.

Die Studiensituation legt nahe: Jeder Gesunde sollte regelmäßig Omega-3 in einer vernünftigen Dosis nehmen, um seine Gesundheit und Leistungsfähigkeit zu erhalten. Jeder Kranke (wenn diese Krankheit mit Omega-3 zusammenhängt) muss aber Omega-3 in einer therapeutischen Dosis nehmen, um ein Fortschreiten der Erkrankung zu verzögern, die Symptome zu lindern oder die Krankheit sogar zu heilen.

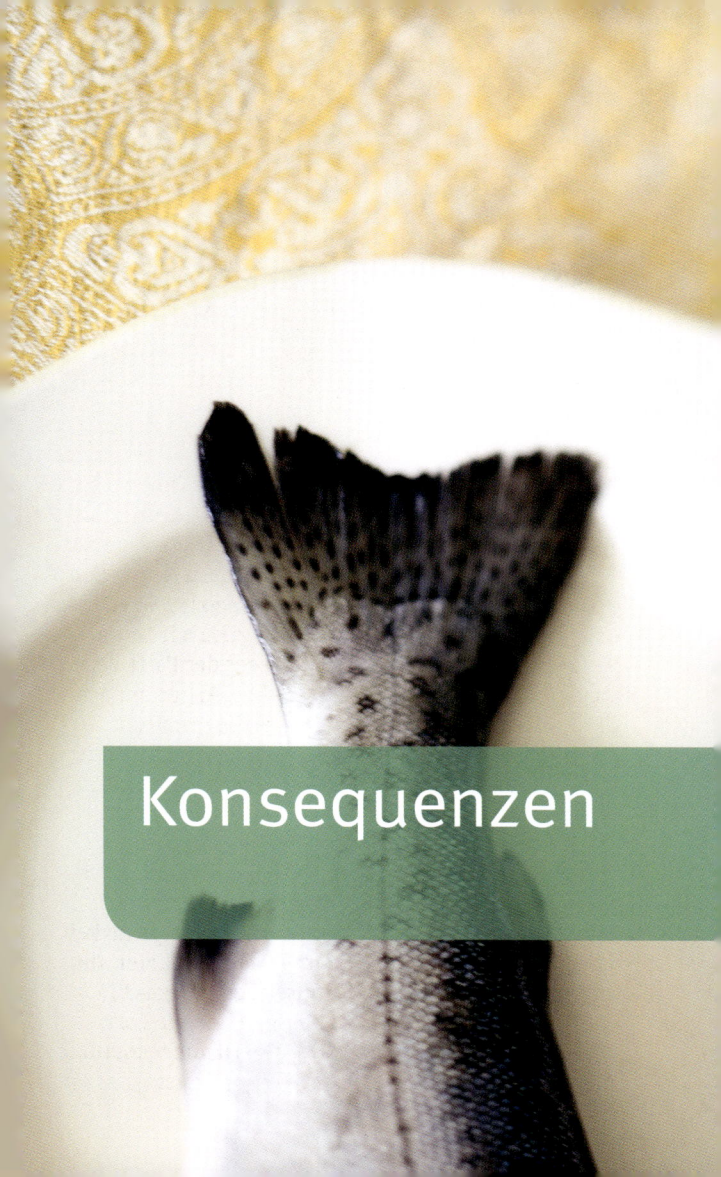

Konsequenzen

Wie bekomme ich genug Omega-3?

Viele Krankheiten lassen sich mit Omega-3 vermeiden oder sogar behandeln. Wichtig ist, auf den richtigen Omega-3-Wert zu kommen.

In diesem Kapitel möchte ich Ihnen ganz konkrete Hinweise geben, welche Mengen an Omega-3 gut sind, wie Sie diese zuführen können und was Sie dabei alles zu beachten haben – besonders, wenn Sie Omega-3-Präparate einnehmen wollen.

Diese Fette und Öle gehören auf den Teller

Omega-3 ist ein Bestandteil von Lebensmitteln. Wenn wir also die richtigen Lebensmittel in genügender Menge einnehmen, dann haben wir keine Probleme mit zu wenig Omega-3 oder einem ungünstigen Omega-6/3-Quotienten.

Fangen wir mit den Pflanzen an. Hier gibt es nur wenige Pflanzen bzw. deren Öle, die wirklich substanzielle Mengen an Omega-3 besitzen. Sehen Sie hierzu die entsprechende Tabelle (Seite 58).

Leinöl ist die pflanzliche Omega-3-Bombe, Leinsamen natürlich auch (sie enthalten etwa ein Drittel Fett, also etwa ein Sechstel Omega-3). Sojaöl enthält zwar gar nicht so wenig Omega-3, aber etwa 10-mal so viel Omega-6, sodass der 6/3-Quotient, den ich gerade bei Entzündungen absenken will, durch Sojaöl praktisch nicht verbessert wird. Ähnliches gilt für Weizen- und Walnussöl.

In letzter Zeit wird viel Werbung für Chia-Samen, Inkanuss und Perilla-Öl gemacht. Chia-Samen sind ein gesundes und wertvolles Lebensmittel und vom Omega-3-Gehalt in etwa den Leinsamen gleichzusetzen. Perilla-Öl enthält genau so viel Omega-3 wie Leinöl. Und auch die Inkanuss ist eine gute Omega-3-Quelle.

Pflanzenöle, die Omega-3 enthalten

Pflanzenöl	Gehalt Omega-3 in Prozent
Leinöl	56–71 %
Chia-Öl	64 %
Perilla-Öl	60 %
Inkanussöl	48 %
Leindotteröl	38 %
Hanföl	17 %
Walnussöl	13 %
Rapsöl	9 %
Sojaöl	8 %
Weizenkeimöl	7 %
andere	‹1 %

Wer diese Omega-3-Quellen für sich nutzen will, kann dies gern tun – es sind halt sehr exotische und teure Alternativen zu unseren heimischen Erzeugnissen. Sie enthalten allerdings nur die Alpha-Linolensäure und nicht EPA oder DHA. Sehen Sie hierzu auch die entsprechende Abbildung (Seite 12).

Daher gilt: Jetzt aber ran an die Fische! Hier haben wir wirklich EPA und DHA satt auf dem Teller. Wie Sie an der Inhaltsliste sehen können, gibt es auch hier

Riesenunterschiede. Sie sollten schon die »Big Four« bevorzugen, also Hering, Thunfisch, Lachs, Makrele. Die sind wirklich »voll fett« – voll von Omega-3-Fett. Und das in jeder Form: Frisch vom Kutter oder aus dem Fischgeschäft, tiefgefroren oder auch aus dem Glas oder der Dose. Achtung: Manchmal findet man Fischkonserven in Öl eingelegt. Dabei wird nicht selten minderwertiges Sonnenblumenöl verwendet, was Sie dann am besten weggießen sollten, weil sonst der Omega-6/3-Quotient des »guten« Fisches durch das »schlechte« Öl verwässert wird. Am besten wählen Sie Fische, die gar nicht in einem artfremden oder aber in Olivenöl eingelegt sind.

Zur besseren Veranschaulichung habe ich Ihnen einmal die Tagesverzehrmengen aufgeführt, die Sie brauchen, um eine übliche therapeutische Dosis von 2 g Omega-3 zu erzielen (Tabelle Seite 60). Wenn Sie magere Fische wie Forelle, Kabeljau, aber auch die meisten anderen wie etwa Seelachs bevorzugen, dann befinden Sie sich bereits im Kilo-Bereich. So viel benötigen Sie für 2 g Omega-3 – und das täglich. Das schafft keiner außer Eskimos, pardon: Inuit. Also: Eine schöne Forelle nach Müllerin Art ist natürlich etwas Leckeres und bezüglich Omega-3 dem Schweineschnitzel unbedingt vorzuziehen, Ihre tägliche Omega-3-Ration haben Sie damit aber längst nicht erreicht.

Wenn Sie also über die Nahrung auf eine gute Omega-3-Zufuhr achten wollen, dann sollten Sie Omega-3-reiche Pflanzenöle bevorzugen und reichlich Fische

Gehalt von Omega-3 in Fisch

Fisch	Gehalt Omega-3/ 100 g	Menge für 2 g Omega-3
Hering	2 040 mg	ca. 100 g
Thunfisch	1 380 mg	ca. 150 g
Lachs	750 mg	ca. 250 g
Makrele	630 mg	ca. 300 g
Aal	260 mg	ca. 750 g
Forelle	140 mg	ca. 1 500 g
Kabeljau	70 mg	ca. 3 000 g

essen, besonders die fetten. Sushi aus der japanischen Küche und Olivenöl als »neutrale« Fettquelle sind auch erlaubt.

Brauche ich eine Omega-3-Nahrungsergänzung?

Wenn Sie unter einer Krankheit leiden, die von Omega-3 profitiert (Seite 21) oder sich von einer solchen bedroht fühlen (z. B. durch Häufung in der Familie) und optimale Fettsäurewerte in der Analyse aufweisen, dann brauchen Sie keine zusätzlichen Präparate. Ich habe in meiner langjährigen klinischen Erfahrung aber kaum solche Patienten getroffen. Die meisten benötigen zusätzliche Präparate, um die für sie optimalen Werte zu erreichen. Aber welches ist gut dosiert, qualitativ hochwertig und auch noch preisgünstig? In den meisten Fällen werden Sie um ein Fischölpräparat nicht herumkommen, wenn Sie wirklich gute Werte in der Analyse erzielen oder eine deutliche Besserung Ihrer Beschwerden erreichen wollen.

Fischöl und Lebertran

Die Standardfrage, die mir immer wieder von Patienten – besonders der älteren Generation – gestellt wird, wenn ich ihnen vorschlage, Omega-3-Fettsäuren in Form reinen Fischöls einzunehmen, lautet: »Schmeckt das denn nicht nach Lebertran?« Meine Antwort, ganz klar und eindeutig: Nein, Fischöl ist kein Lebertran! Das hat in etwa so viel miteinander zu tun wie Rumpsteak mit gebratener Rinderleber – beides kommt vom Rind, beides ist gebraten, aber geschmacklich ist es nicht miteinander zu vergleichen. Fischöl und Lebertran stammen beide vom Fisch, beides sind quasi Extrakte, aber das eine vom Fischfett, das andere von der Leber. Ich kann die kritische Frage nach dem Lebertran durchaus verstehen, da bei vielen Patienten dieses intensive Geschmackserlebnis ihrer Kindheit noch nach einem halben Jahrhundert post-traumatisch die unangenehmen Lebertranerlebnisse der Jugend wieder hervorruft.

Lebertran enthält außer Omega-3 auch noch Vitamin D (was gut ist) und Vitamin A (was im Übermaß nicht so gut ist). Nehmen Sie so viel Lebertran ein, dass Sie auf eine therapeutische Dosis für Omega-3 kommen, dann kommen Sie in eine Vitamin A-Dosierung, die für Schwangere wegen der Gefahr von Missbildungen beim Kind verboten ist. Hohe Dosen Vitamin A können außerdem langfristig den Knochen schädigen. Und den Geschmack muss sich heute wirklich niemand mehr antun.

Schmeckt Fischöl denn nicht eklig?

Haben Sie schon einmal richtig fangfrischen Fisch gerochen und geschmeckt? Fisch schmeckt doch nur dann nach Fisch, wenn er etwas älter ist. Das muss gar nicht heißen, dass er dann verdorben ist. Wenn der Fisch noch auf dem Schiff eingefroren wurde und frisch aufgetaut wird, dann ist er meistens auch unproblematisch, wenn er gleich nach dem Auftauen verarbeitet wird. Genauso verhält es sich mit dem Öl: Wenn das Öl sofort nach dem Fang hergestellt und dann auch gleich mit einem Antioxidans (möglichst einem natürlichen) versetzt wird, dann schmeckt es nicht nach Fisch.

Aber auch hier gilt: Probieren geht über Studieren! Meine Patienten »dürfen« das Fischöl in einer kleinen Menge verkosten. Die Wenigen, die dies verweigern, fordere ich auf, am Fischöl zu riechen. Wenn es nach Fisch riecht, brauchen sie es nicht einzunehmen. Die Wenigen, die sich dann noch standhaft weigern, kann ich an einer Hand ablesen. Alle anderen sind nahezu ausnahmslos überrascht, dass das Fischöl praktisch nicht nach Fisch schmeckt.

Wie kann Fischöl eingenommen werden?

Einige meiner Patienten nehmen morgens vor dem Frühstück einen Esslöffel Fischöl pur und haben keine Probleme damit. Manche geben das Fischöl morgens ins Müsli. Ich bevorzuge, das Fischöl wie ein beliebiges anderes Öl in der normalen Nahrung zu verwenden: Ich mische es mit anderen Ölen und weiteren Bestandteilen zu einer Salatsoße, ich rühre es in die Spaghettisoße, gebe es auf das Gemüse oder als fettige Unterlage aufs Brot (bei Marmelade oder Honig bevorzuge ich allerdings Butter). Viele wissen um die Hitzelabilität der hoch ungesättigten Fettsäuren im Fischöl und verwenden es daher nur für die kalte Küche. Sie dürfen es auch in die heiße Suppe geben – aber erst nach dem Kochen. Einzig beim Braten gibt es ein Verbot, da wir die wertvollen Omega-3-Fettsäuren damit in die gefährlichen Transfettsäuren (Seite 21) verwandeln können.

Über Geschmack lässt sich bekanntlich streiten. Vom »Puristen« bis hin zum »Suppenkasper« findet praktisch jeder eine Möglichkeit, sich das gute Omega-3 irgendwie einzuverleiben. Wer wirklich empfindlich ist und das Fischöl aus den meisten Speisen »rausschmeckt«, sollte es mit herzhaften und stark gewürzten Gerichten mischen, dann geht es fast immer. Ein Kollege gab mir folgenden Tipp: Er erkennt den Geschmack fast überall – aber nicht, wenn er es zusätzlich auf Fischgerichte gibt. Dann hat er zwar an einem Tag praktisch seine doppelte Dosis, aber er isst nicht jeden Tag Fisch und kommt im Durchschnitt so auf die richtige Menge. Wenn ich an drei Tagen in der

Woche je 4 g Omega-3 einnehme, dann ist das genauso gut, wie wenn ich mir sechsmal in der Woche je 2 g einverleibe. Auch ist es der Nervenzelle, dem Blutdruck oder dem Entzündungsprozess völlig egal, wie viel davon aus Fisch oder aus Fischöl stammt – Hauptsache, die Gesamtbilanz, also die durchschnittliche Einnahme über einen längeren Zeitraum, stimmt.

Woran erkenne ich ein gutes Präparat?

Die Nagelprobe sind der Geruch und der Geschmack. Riecht das Präparat stark nach Fisch? Schmeckt es danach oder stoßen Sie danach unangenehm nach Fisch auf? Dann entsorgen Sie das Präparat umgehend. Es ist ranzig und enthält verdorbene Fettsäuren.

Die nächste Frage lautet: Wie hoch ist das Präparat dosiert? Wie viel müssten Sie davon einnehmen, um auf zwei Gramm EPA plus DHA zu kommen (oder bei sehr schlechter Fettsäureanalyse eventuell sogar noch mehr)? Können Sie die erforderlichen zwölf Kapseln schlucken oder können Sie einen Esslöffel eines guten Fischöls einnehmen?

Die letzte Frage betrifft das Preis-Leistungs-Verhältnis. Ich habe einmal einen Preisvergleich einiger wichtiger Omega-3-Präparate auf dem deutschen Markt angestellt. Vergleichen Sie selbst. Wofür möchten Sie Ihr Geld ausgeben? Diese Übersicht erhebt nicht den Anspruch, umfassend und vollständig zu sein. Einige billigere Präparate (die ranzig schmecken oder riechen) habe ich allerdings nicht berücksichtigt (Tabelle Seite 66).

Mega-Rot und Mega-Red sind Krillölpräparate. Omega3 loges vegan ist aus Algen. Alle Präparate sind apothekengängig außer SanOmega, welches in Deutschland unter www.sanomega.de und in der Schweiz unter www.swissmedicalplus.ch erhältlich ist.

Probieren Sie ruhig verschiedene Präparate aus. Nehmen Sie dabei aber täglich die identische Menge ein, z. B. 2 g, wenn dies »Ihre« empfohlene Dosis sein sollte. Mit welchem kommen Sie am besten zurecht? Welches hat den größten Einnahmekomfort? Und welches weist das günstigste Preis-Leistungs-Verhältnis auf?

Wie kann ich den Preis pro Gramm berechnen?

Beispiel 1: Omega3 loges Kapseln haben in der größten Packung 100 Stück. Diese Packung kostet 45,65 €. Eine Kapsel enthält 420 mg oder 0,42 g. Sie rechnen also: 45,65 €/100 = 0,4565 €/Kps. Dies geteilt durch 0,42 g/Kps. ergibt 1,09 €/g

Beispiel 2: SanOmega Öl kostet 32,00 €/300 ml. 10 ml enthalten 1 790 mg Omega-3. 10 ml kosten also 32,00 €/30 = 1,07 €. Diese Menge enthält 1,79 g Omega-3. 1 g kostet also 1,07 €/1,79 = 0,60 €.

Präparat	größte Menge	Gehalt pro Portion in mg EPA + DHA	Kosten in Euro	Kosten pro Gramm in Euro	Kosten im Monat bei 2 g/d in Euro
Dr. Hittich Mega-Rot	90 Kapseln	33	27,90	10,39	623,40
Krill Omega-3 Mega-Red extra	60 Kapseln	88	29,99	5,68	340,80
Omega 3 loges vegan	120 Kapseln	360	44,95	1,50	89,90
Ameu 500	250 Kapseln	120	37,53	1,30	78,00
Eicosan750	240 Kapseln	180	34,11	1,27	76,20
Omega 3 loges Kapseln	100 Kapseln	530	45,65	1,09	65,21
SanOmega	300 ml	1790 / 10 ml	32,00	0,60	36,00

>>Lasst die Nahrung so natürlich wie möglich<<

Für Omega-3 bedeutet dies, dass Sie möglichst natürliche Fischprodukte – oder bei Nahrungsergänzung ein natürliches Fischöl – wählen sollten. Zusatzstoffe, wie synthetisches Vitamin E, sind eher ungünstig. Konzentrierte Fischöle oder daraus hergestellte Kapseln enthalten nicht mehr die natürliche Komposition der Fettsäuren und sind daher einen Schritt >>unnatürlicher<< als reines Fischöl (außerdem sind sie meist teurer).

Labordiagnostik – was muss ich beachten

Am besten haben Sie einen Therapeuten, der sich mit Omega-3 auskennt und mit einem Labor zusammenarbeitet, das solche Messungen durchführt. Da es nur wenige solche Therapeuten gibt, bieten einige Institutionen Selbstmessungen an. Der Patient erhält dabei ein Set, mit dessen Hilfe er sich (wie bei der Blutzuckerselbstmessung) einige Tropfen Blut aus der Fingerbeere abnimmt, diese auf ein Papier aufträgt, an das Labor sendet und wenige Tage später erhält er die Analyse mit Kommentar. Wird diese Messung von einem Arzt veranlasst, bekommt der (Privat)-Patient einen Teil der Kosten zurück.

Omega-3-Messungen werden durchgeführt bei (Liste möglicherweise nicht vollständig):

Anbieter	Selbstmessung	Transfettsäuren standardmäßig
Dr. Bayer (D)	Nein	Nein
Ganzimmun (D)	Nein	Nein
Biovis (D)	Ja	Ja
SanOmega (D)	Ja	Ja
SwissMedicalPlus (CH)	Ja	Ja
Hepart (CH)	Ja	Ja

Zwei Score-Werte sind besonders wichtig: Der Omega-3-Index gibt die Summe aus EPA und DHA im Verhältnis zu allen Fettsäuren an. Unter 4 % ist ganz schlecht. Über 8 % ist sehr gut. Der Omega-3-Index ist wichtig bei allen Herzkrankheiten, besonders bei Herzrhythmusstörungen.

Das Omega-6/3-Verhältnis spiegelt das Verhältnis von Omega-6- zu Omega-3-Fettsäuren wider. Einige Labors berechnen hierbei den Quotienten aller Omega-6- zu allen Omega-3-Fettsäuren, andere bilden den Quotienten aus den beiden wichtigen Fettsäuren AA und EPA. Hieraus ergeben sich etwas unterschiedliche Norm- bzw. Optimalwerte. Prinzipiell sind aber beide Quotienten aussagefähig. Ich kenne mich mit dem AA/

EPA-Quotienten besser aus. Bei den meisten meiner Patienten finde ich einen Quotienten von etwa 10. Das entspricht einer durchschnittlichen Kost mit einmal in der Woche Fisch. Menschen, die weniger als einmal in der Woche Fisch verzehren, haben nicht selten Quotienten über 20. Zufriedenstellend ist bei Gesunden ein Quotient von 3 bis 5. Patienten, deren Krankheit mit Omega-3 zusammenhängt (Seite 30) kann, sollten sogar einen Quotienten unter 2,5 anstreben. Dies ist mit der Ernährung allein kaum zu erreichen.

Daraus leiten sich folgende therapeutische Dosierungsempfehlungen ab:

Omega-6/3-Quotient	reines Omega-3	Menge in Kapseln oder EL
› 15	mind. 4 g	24 Kaps. oder 2 EL Fischöl
5–15	mind. 2 g	12 Kaps. oder 1 EL Fischöl
2,5–5	mind. 1 g	6 Kaps. oder 1 TL Fischöl

Diese Empfehlungen sind nur ganz grob. Hier sind weder das Körpergewicht (große, schwere oder übergewichtige Menschen benötigen eher mehr) noch der »Beifang« berücksichtigt – wenn jemand viele fette Fische isst, geht dies natürlich auch in die Bilanz ein. Wenn Sie bereits viel Fisch verzehren und die Menge nicht mehr wesentlich steigern können, so müssen Sie die Zufuhr durch Öl oder Kapseln decken.

In jedem Fall gilt: Nach etwa drei Monaten sollte eine Laborkontrolle erfolgen. Bin ich in dem gewünschten Bereich? Kann ich noch mehr Fische essen, um Omega-3 anzuheben, muss ich weniger andere tierische Produkte verzehren, um Omega-6 abzusenken oder darf es doch noch ein Schlückchen mehr aus der Fischölpulle sein? Wenn Sie Ihren persönlichen Zielbereich erreicht haben und die Ernährung und die Fischölzufuhr nicht mehr ändern, dann reicht es aus, den Wert in jährlichen Abständen zu kontrollieren und bei Bedarf Ernährung und Dosis anzupassen.

Nach meiner Erfahrung reicht es nicht aus, einmal in der Woche das Wurstbrot wegzulassen und drei Kapseln Fischöl täglich zu schlucken. Wenn wir richtige Erfolge erzielen wollen, dann erfordert dies auch richtige Dosierungen. Wenn Sie also Krankheiten mit Omega-3 vorbeugen, lindern oder heilen wollen, dann heißt es: Mit dem Fischöl nicht kleckern, sondern richtig klotzen!

Ein exotischer Genuss

Kokos-Curry-Suppe

Für 4 Personen
⌚ 30 Minuten

10 g Zwiebel • 3 g Knoblauch • 20 g Ingwer • 20 g Zitronengras • 15 ml Sesamöl • 15 g rote Thai-Curry-Paste • 800 ml Kokosmilch • 350 ml Geflügelfond • 2 g Limonenblätter • 30 g Kokosmilchpulver • 4 EL Fischöl

● Zwiebel, Knoblauch und Ingwer fein hacken, das Zitronengras zerdrücken.

● Knoblauch, Zwiebeln und Ingwer in Sesamöl andünsten. Die rote Thai-Curry-Paste dazugeben und mit der Kokosmilch und der Hälfte des Geflügelfonds auffüllen.

● Zitronengras und Limonenblätter dazugeben und 10 Min. leicht köcheln lassen.

● Die Suppe durch ein Sieb passieren. Kokosmilchpulver mit dem restlichen Geflügelfond anrühren und in die gesiebte Suppe geben.

● Einmal aufkochen, mixen und mit dem Fischöl beträufeln. Heiß servieren.

Schön bunt auf dem Teller

Herbstsalat

Für 2 Personen
⊘ 20 Minuten

100 g Feldsalat • 2 gekochte Rote Bete • 1 EL Olivenöl • 150 g Pfifferlinge • 60 g Mandeln • 1 Bio-Orange • 2 EL Fischöl • 2 TL mittelscharfer Senf • Meersalz • schwarzer Pfeffer

● Feldsalat waschen und trocken schleudern. Rote Bete in Würfel schneiden.

● Olivenöl in einer Pfanne erhitzen und die Pilze darin etwa 5 Min. anbraten. Die Mandeln ebenfalls kurz anrösten.

● Von der Orange etwas Schale abreiben und die Orange auspressen. Die Schale mit je 2 EL Orangensaft und Fischöl, 2 TL Senf, etwas Meersalz und Pfeffer vermischen.

● Feldsalat und Rote Bete in eine Schüssel geben, die Pilze und die Mandeln beifügen und mit dem Dressing abschmecken.

Variante Je nach Jahreszeit können Sie auch anderen Salat und anderes Gemüse verwenden. Das Dressing passt zu vielem.

Pesto einmal anders

Spaghetti mit Kürbispesto

Für 2 Personen
⊘ 35 Minuten

300 g Hokkaidokürbis • 13 EL Olivenöl • Salz • Pfeffer • 200 g Spaghetti • 5 EL Kürbiskerne • 2–3 Zehen Knoblauch • 80 g Parmesankäse • 2 EL Fischöl

● Den Backofen auf 180° C vorheizen.

● Den Kürbis waschen und entkernen. Mit der Schale in Spalten schneiden und mit etwas Olivenöl bepinseln. Mit Salz und Pfeffer bestreuen. Im heißen Ofen etwa 15 Min. garen.

● Die Spaghetti nach Packungsanleitung garen.

● Die Kürbiskerne in einer beschichteten Pfanne ohne Fett rösten. 1 EL davon beiseitelegen.

● Den Knoblauch abziehen und mit dem Parmesan und den Kürbisspalten in Würfel schneiden.

● Alle Zutaten mit Fisch- und Olivenöl fein pürieren und mit Salz und Pfeffer abschmecken.

● Die Spaghetti mit dem Kürbispesto vermengen und mit den restlichen Kürbiskernen bestreuen.

Schmeckt schön fruchtig

Smoothie »Karibik«

Für 1 Person
⊘ 10 Minuten

½ Avocado • ¼ Mango • ca. 100 ml Wasser • 1 TL Bio-Kokosöl • 1 EL Fischöl

● Die Avocado und die Mango schälen.

● Zusammen mit dem Wasser in einen Mixer geben und alles gut pürieren.

● Das Kokosöl hinzufügen, nochmals durchmixen und alles in ein Glas geben

● Dann erst das Fischöl unterrühren. So ist gewährleistet, dass die genaue Dosierung im Glas landet.

Liebe Leserin, lieber Leser,

hat Ihnen dieses Buch weitergeholfen? Für Anregungen, Kritik, aber auch für Lob sind wir offen. So können wir in Zukunft noch besser auf Ihre Wünsche eingehen. Schreiben Sie uns, denn Ihre Meinung zählt!

Ihr TRIAS Verlag

E-Mail-Leserservice
kundenservice@
trias-verlag.de

Lektorat TRIAS Verlag
Postfach 30 05 04
70445 Stuttgart
Fax: 0711 89 31-748

Anhang

Literaturhinweise

Bankhofer, H.; Rivard, L.; Viegener, S.: **Gesunde Küche mit Omega-3: 200 Rezepte für Genießer**. VGS, 2009

Boutenko, V.; Love, E.; Sarno, C.: **Rohkost und mehr: Wie Omega-3 Ihr Wohlbefinden steigert.** Omega-Verlag, 2013

Doyle, P.; Deane, A.: **Die Top 100 Omega-3-Rezepte: Der beste Schutz für Herz, Gefäße und Gehirn.** Kneipp, 2012

Hamm, M.; Neuberger, D.: **Omega-3 aktiv: Gesundheit aus dem Meer.** Wertvoll in jedem Lebensabschnitt. Die besten Quellen der Omega-3-Fettsäuren EPA und DHA und warum sie vielen Menschen helfen können. Schlütersche, 2008

Iatroudakis, M.: **Omega-3: Die wiederentdeckte Fettsäure gegen Herz-Kreislauf-Erkrankun-** gen, Alzheimer, Depressionen, Arthrose, ADHS ... CreateSpace Independent Publishing Platform, 2014

Jelinek, G.: **Overcoming Multiple Sclerosis: An Evidence-Based Guide to Recovery,** Allen & Unwin, 2009

Mayr, P.: **Gesunde Ernährung bei Rheuma:** Entzündungshemmende Ernährung leicht gemacht. TRIAS, 2011

Müller, S.-D.: **Rheuma-Ampel:** Anti-Entzündungs-Faktor und wichtige Fettsäuren von über 2 600 Lebensmitteln. TRIAS, 2011

Pöhlau, D.; Werner, G.: **Gesund essen bei Multipler Sklerose:** Wie die richtigen Fettsäuren die Krankheit positiv beeinflussen. TRIAS, 2009

Schmiedel, V.: **Quickstart Nährstofftherapie.** Hippokrates, 2014

Bezugsquellen

Omega-3-Präparate finden Sie in jeder Apotheke. Supermärkte haben mittlerweile auch ein reichhaltiges Sortiment an Omega-3-Präparaten. Achten Sie aber auf die Qualität. Prüfen Sie, welche Menge das Präparat enthält, wie viel Sie für ein Gramm bezahlen müssen und ob Sie auf dieses Präparat nach Fisch aufstoßen müssen. Ein hochwertiges Fischöl mit einem guten Preis-Leistungs-Verhältnis (SanOmega) können Sie unter www.sanomega.de oder www.swissmedicalplus.ch bestellen.

… mehr von Volker Schmiedel

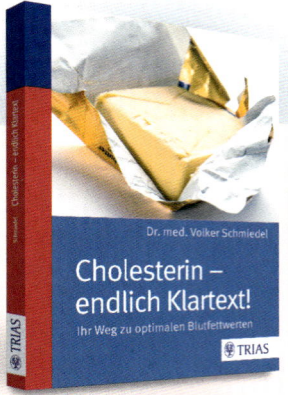

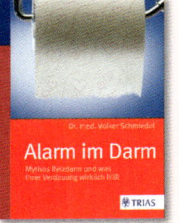

Cholesterin – endlich Klartext!
€ 14,99 [D]
ISBN 978-3-8304-8316-8

Auch als E-Book

Alarm im Darm
€ 14,99 [D]
ISBN 978-3-8304-8313-7

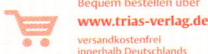

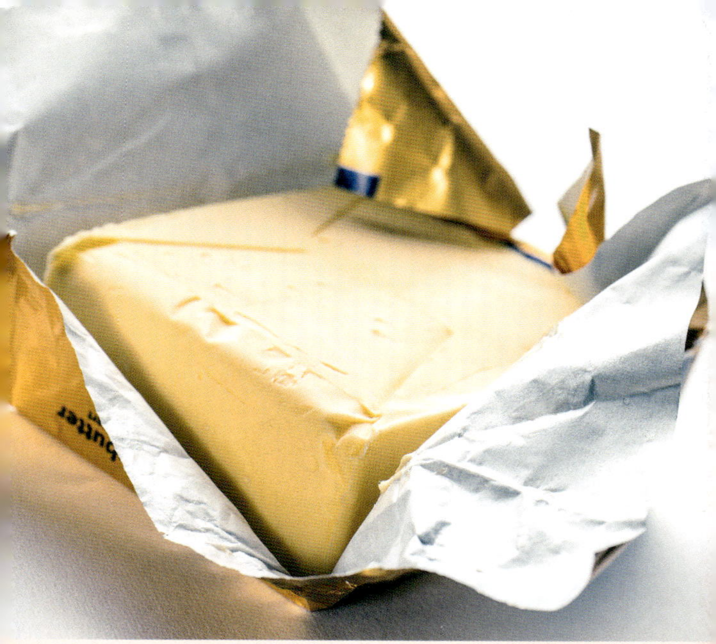

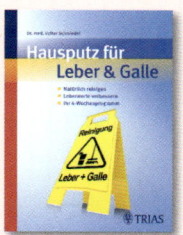

**Hausputz für
Leber & Galle**
€ 17,99 [D]
ISBN 978-3-8304-6044-2

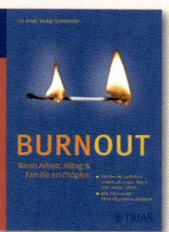

Burnout
€ 14,99 [D]
ISBN 978-3-8304-3549-5

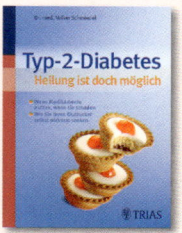

**Typ-2-Diabetes:
Heilung ist doch möglich**
€ 14,99 [D]
ISBN 978-3-8304-3923-3

Klein – knackig – amüsant:
Killer-Argumente
gegen Stress, Kilos & Co.

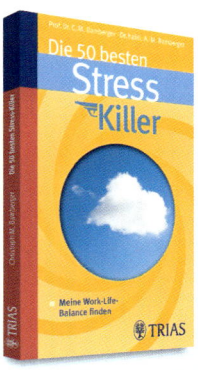

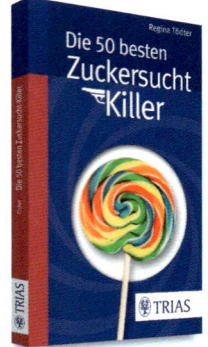

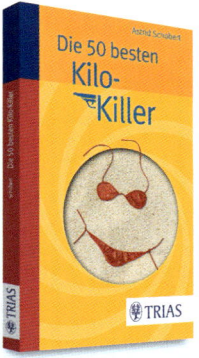

Christoph M. Bamberger
Die 50 besten Stress-Killer
€ 9,99 [D]
ISBN 978-3-8304-6134-0

Regina Tödter
Die 50 besten Zuckersucht-Killer
€ 9,99 [D]
ISBN 978-3-8304-8142-3

Astrid Schobert
Die 50 besten Kilo-Killer
€ 9,99 [D]
ISBN 978-3-8304-6840-0

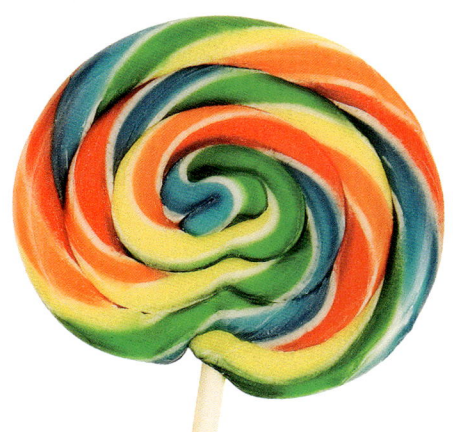

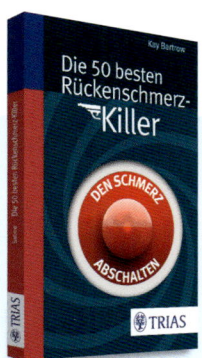

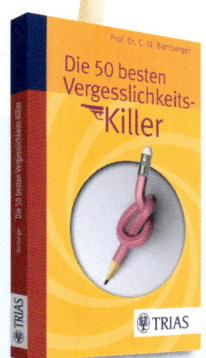

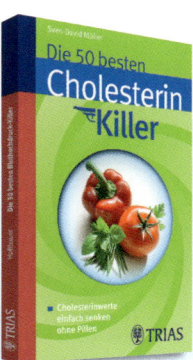

Kay Bartrow
**Die 50 besten
Rückenschmerz-Killer**
€ 9,99 [D]
ISBN 978-3-8304-8088-4

Christoph M. Bamberger
**Die 50 besten
Vergesslichkeits-Killer**
€ 9,99 [D]
ISBN 978-3-8304-8079-2

Sven-David Müller
**Die 50 besten
Cholesterin-Killer**
€ 9,99 [D]
ISBN 978-3-8304-6318-4

**Bibliografische Information
der Deutschen Nationalbibliothek**
Die Deutsche Nationalbibliothek
verzeichnet diese Publikation in
der Deutschen Nationalbibliogra-
fie; detaillierte bibliografische
Daten sind im Internet über
http://dnb.d-nb.de abrufbar.

Programmplanung: Simone Claß
Redaktion: Ursula Brunn-Steiner
Bildredaktion: Christoph Frick

Umschlaggestaltung und Layout:
CYCLUS Visuelle Kommunikation,
Stuttgart

Bildnachweis:
Umschlagfoto: Stockfood
Fotos im Innenteil: S. 4: plain-
picture/Bildhuset, S. 6: Corbis/Gel-
berger/photocuisine, S. 9: fotolia,
S. 29: plainpicture/Thomas Grimm,
S. 55: plainpicture/Gallery Stock

1. Auflage 2015

© 2015 TRIAS Verlag in
MVS Medizinverlage Stuttgart
GmbH & Co. KG
Oswald-Hesse-Straße 50,
70469 Stuttgart

Printed in Germany

Satz und Repro: Fotosatz Buck,
Kumhausen
Gesetzt in: Adobe InDesign CS6
Druck: AZ Druck und Datentechnik
GmbH, Kempten

Gedruckt auf chlorfrei gebleichtem
Papier

ISBN 978-3-8304-8332-8

1 2 3 4 5 6

Wichtiger Hinweis: Wie jede
Wissenschaft ist die Medizin stän-
digen Entwicklungen unterworfen.
Forschung und klinische Erfahrung
erweitern unsere Erkenntnisse.
Ganz besonders gilt das für die
Behandlung und die medikamen-
töse Therapie. Bei allen in diesem
Werk erwähnten Dosierungen oder
Applikationen, bei Rezepten und
Übungsanleitungen, bei Empfehlungen und Tipps dürfen Sie darauf
vertrauen: Autoren, Herausgeber
und Verlag haben große Sorgfalt
darauf verwandt, dass diese
Angaben dem Wissensstand bei
Fertigstellung des Werkes entspre-
chen. Rezepte werden gekocht
und ausprobiert. Übungen und
Übungsreihen haben sich in der
Praxis erfolgreich bewährt.
Eine Garantie kann jedoch nicht
übernommen werden. Eine Haftung
des Autors, des Verlags oder
seiner Beauftragten für Personen-,
Sach- oder Vermögensschäden ist
ausgeschlossen.